NACHHALTIG SCHLANK

Wie du deinen Körper transformierst und dauerhaft
gesund, fit und schlank bleibst

PHILIPP LEHMANN

Hinweise für den Leser und Nutzer dieses Werkes

Alle Aussagen dieses Buches sind nach bestem Gewissen des Autors getroffen worden. Die Umsetzung der Ratschläge obliegt der alleinigen Verantwortung des Lesers. Vor Beginn des Trainings und einer möglichen Ernährungsumstellung sollte ein fachmännischer Arzt konsultiert werden.

ISBN-13: 978-1539749875

Zugang zur Onlinesektion

Seite: http://simply-progress.de/nsonline/

Passwort: begeistertschlank

Philipp Lehmann
Bachstraße 9
14542 Werder
Deutschland

Nachhaltig Schlank – Wie du deinen Körper transformierst und dauerhaft gesund, fit und schlank bleibst

1. Auflage 2017

Printed in Germany by Amazon Distribution GmbH, Leipzig

Inhalt

1 Ein neuer Ansatz

Ein schlanker, definierter Körper gehört zu den Hauptzielen der meisten Athleten. Er ist ein Symbol für Stärke, Fitness und Disziplin. Doch gleichzeitig ist er alles andere als leicht zu erreichen. Wer einmal Hüftspeck hatte, kommt oft nur schwer zu einer schlanken Figur zurück. Die meisten Menschen scheitern daran. Kurzfristige Erfolge kehren sich allzu schnell ins Gegenteil. In manchen Fällen kommen schon nach wenigen Wochen die geschmolzenen Pfunde vermehrt zurück. Die Schwierigkeit besteht demnach nicht nur darin, einen schlanken, definierten und fitten Körper zu erreichen, sondern ihn auch langfristig zu halten. *Die Kunst liegt in der Nachhaltigkeit.* Das ist der entscheidende Aspekt, denn die meisten modernen Trainings- und Ernährungspläne sind nicht auf Nachhaltigkeit ausgerichtet. Sie verlangen reichlich Geld für das Versprechen des rasanten Fettabbaus, verschweigen jedoch, dass etwaige Erfolge nur von kurzer Dauer sein werden. Je radikaler die Methode, je schneller die Erfolge, desto größer ist die Gefahr eines Rückfalls. 6-Wochen-Programme gibt es mittlerweile wie Sand am Meer, doch schlanker wird die Welt davon kaum. Im Gegenteil. Frustration und Fettleibigkeit nehmen gleichermaßen zu.

Denn in der Realität ist es doch so, dass der Körperfettabbau für die meisten Menschen ein Wechselspiel aus Aufgeben und All-in-Methoden ist. Kurzzeitig wird maximale Willenskraft aufgebracht, regelmäßig für intensive Trainingseinheiten ein Fitnessstudio besucht und akribisch genau auf die Ernährung geachtet. Doch allzu schnell verliert sich die Euphorie, die Phase des engagierten Strebens findet ein jähes Ende und wird durch Trägheit ersetzt. Eine frustrierende Situation und Gift für das Selbstvertrauen. Verstärkt wird dieser Effekt dadurch, dass aufgrund der unzähligen, widersprüchlichen, durch Internet, Magazine oder Mundpropaganda verbreiteten Informationen kaum jemand weiß, was für einen nachhaltig schlanken Körper eigentlich zu tun wäre. Wenn wir ehrlich sind, hat nahezu jede Diät einen angeblich wissenschaftlich fundierten Hintergrund und dennoch führen sie häufig zum *Jojo-Effekt.*

Liegt es an mir? Bin ich zu schwach? Solche Gedanken kommen zwangsläufig, wenn ein Trainings- oder Ernährungsprogramm nicht wie versprochen funktioniert. Mit jedem weiteren fehlschlagenden Programm steigen Frustration und Ratlosigkeit. *Wie soll ich mich denn nun ernähren? Welches Training hilft mir beim Fettabbau? Ich habe doch schon fast alles ausprobiert, warum funktioniert bei mir nichts auf Dauer?*

Ich selbst kenne die Problematik nur zu gut, denn es vergeht kaum eine Woche, in der ich nicht von hilfesuchenden Athleten damit kontaktiert werde. Deshalb habe ich mich entschlossen, dieses Buch zu verfassen, um dir dabei zu helfen, Ordnung in das Chaos des modernen Diät-Wahnsinns zu bringen. Ich werde dir Schritt für Schritt erklären, worauf es beim Fettabbau wirklich ankommt, wenn du nicht nur schlank werden, sondern auch schlank bleiben möchtest. Du wirst sehen, dass wir zwar mit durchaus bekannten Methoden aber auf der Grundlage eines umfassenden, unkonventionellen Ansatzes vorgehen. Denn bei genauer Betrachtung lässt sich erkennen, dass die meisten Fett-weg-Systeme trotz unterschiedlicher Methoden auf ein und demselben Ansatz beruhen. Einem Ansatz, der augenscheinlich *für viele Menschen nicht funktioniert.*

Ein Beispiel gefällig? Die meisten Diäten charakterisieren sich durch die Lebensmittel, die sie ausschließen. Vegane Ernährung schließt Lebensmittel tierischen Ursprungs aus, Paleo Ernährung verbietet all das, was von Menschhand erschaffen oder verändert wurde. Low Carb Diäten sind nicht gut auf kohlenhydratreiche Lebensmittel zu sprechen, Low Fat Diäten meiden fettreiche Produkte, Saft-Diäten verbieten Vernunft. Die meisten Diäten da draußen schließen irgendwelche Lebensmittel aus. Aus psychologischer Sicht ein Fehler, denn Verneinungen versteht unser Unterbewusstsein nicht. Es registriert lediglich, dass die Gedanken immer wieder um die verbotenen Lebensmittel kreisen, sodass sich das Verlangen danach noch vergrößert. Wäre es nicht sinnvoller, sich auf das zu konzentrieren, was wir tun oder essen wollen, anstatt uns mit dem zu beschäftigen, was wir *nicht* tun oder essen sollten? Es ist eine grundlegende Frage der Mentalität, mit der sich nur wenige Diät-Pläne befassen.

Ein anderes Beispiel aus dem Bereich des Trainings: Die meisten Trainingssysteme zum schnellen Fettabbau stellen für den Anwender lediglich ein Mittel zum Zweck dar. Sie werden nicht aus Überzeugung oder Leidenschaft ausgeführt, sondern ausschließlich um einen schlanken Körper zu bekommen. Das Workout ist ein dafür „notwendiges Übel". Wie lange kann das durchgehalten werden? Wie lange kann uns die Disziplin dazu bringen, in einem ohnehin schon straffen Alltag regelmäßig trainieren zu gehen, wenn wir eigentlich gar keine Lust darauf haben? Es handelt sich hierbei um einen Mangel an Konsistenz zwischen dem grundlegenden Ziel eines dauerhaft schlanken Körpers und der Mentalität bei der Umsetzung.

Es braucht einen neuen Ansatz für die vielen Menschen, die mit konventionellen Systemen keine nachhaltigen Erfolge erzielen konnten. Wir brauchen eine neue Mentalität, eine neue Perspektive, um das zu erreichen, was uns trotz unzähliger Versuche lange verwehrt blieb: Einen nachhaltig schlanken, schönen, gesunden und fitten Körper, in dessen Haut wir uns wohlfühlen, das Leben kraftvoll auskosten und genießen können.

Als Bonus habe ich für dich als Leser dieses Buches eine kleine Online-Sektion eingerichtet, in der du ergänzende Materialien und Anregungen erhältst, die dir bei deinem Weg zum schlanken Körper helfen können. Der Zugang ist selbstverständlich kostenfrei und nicht an Bedingungen geknüpft. Du musst lediglich die Seite *simply-progress.de/nsonline/* öffnen und das Passwort „*begeistertschlank*" eingeben. Ich hoffe dir damit weitere inspirierende Ideen, Gedanken und hilfreiches Know-how an die Hand geben zu können, um dich für den athletischen Weg dieses Buches zu begeistern und dir dabei zu helfen, theoretisches Wissen und Verständnis endlich in die Tat umzusetzen. Lass uns gemeinsam mit dem Projekt *Nachhaltig Schlank* beginnen, indem wir uns anschauen, warum die meisten Diäten schon im Ansatz scheitern und wie wir dauerhaft motiviert an unserem Körper arbeiten können.

2 Nachhaltig Abnehmen - Eine Frage der Mentalität

Ich habe dir versprochen, dass wir uns dem Fettabbau aus einer vollkommen neuen Perspektive heraus nähern und die Art und Weise verändern, wie Menschen über Diäten, Training und Ernährung denken. Bestimmt fragst du schon dich gespannt, wie die neue Mentalität des Fettabbaus aussehen mag. Beginnen wir direkt mit einer zugegebenermaßen gewagten These:

Wenn Du schlank werden willst, versuche nicht, schlank zu werden.

Ein Widerspruch? Zumindest auf dem ersten Blick. Lass mich erklären: Der gezielte Versuch, einen schlanken und muskulösen Körper zu erreichen, ist in den allermeisten Fällen Teil der konventionellen Mentalität, nach der Athleten aus der *Unzufriedenheit* heraus agieren. Aus der Unzufriedenheit zu ihrem Körper. Vielleicht weißt du bereits, was ich meine. Wenn der Blick in den Spiegel Schamgefühle verursacht, weil man mit den Fettpölsterchen oder zu kleinen Muskeln unzufrieden ist. Wenn man sich selbst nicht ausreichend schön findet und daran unbedingt etwas ändern will, indem die Ernährung umgestellt und das Studio regelmäßig besucht wird. Sehen wir den Tatsachen ins Auge: Die meisten Menschen trainieren aus genau diesem Grund. Sie sind unzufrieden mit ihrer Figur und wollen das ändern. Wahrscheinlich hast du dir auch deshalb dieses Buch gekauft.

Doch das Problem dabei ist, dass die Unzufriedenheit einen denkbar ungünstigen, weil kurzfristigen Antrieb bietet. Denn wenn die Unzufriedenheit dein Antrieb sein sollte, dann trainierst du nicht aus Leidenschaft. Du ernährst dich nicht aus Überzeugung gesünder. Training und Ernährung sind nur Mittel zum Zweck, die du *benutzt*, um einen schlanken, schönen Körper zu erlangen. Wenn allerdings Leidenschaft und Überzeugung fehlen, wie überwindest du dann deinen inneren Schweinehund? Wie trotzt du der Trägheit? Das geht nur mittels Disziplin. Die Disziplin ist ja ohnehin das Schlüsselelement für einen schlanken, fitten Körper, oder nicht? Das zumindest hört man immer wieder, doch es stimmt nicht. Denn wie der amerikanische Psychologe Roy Baumeister („Die Macht der Disziplin", GOLDMANN) herausfand, verhält sich die Willenskraft ähnlich wie ein Muskel. ***Wird sie zu oft beansprucht, erschöpft sie.*** Wenn du beim Training wie auch bei der Ernährung dauerhaft vornehmlich von deiner Disziplin zehrst, wirst du voraussichtlich früher oder später aufgeben. Dieser Aspekt wird in den Magazinen, Foren oder Büchern häufig vergessen, doch er spielt eine fundamentale Rolle. Denn schließlich sind viele Menschen davon betroffen, die es nicht schaffen, *langfristig* zu trainieren und auf ihre Ernährung zu achten. Das Problem ist, dass Fitness meist von Vorzeigeathleten erklärt wird, von genau den *Ausnahmen*, die es auf dem Weg der Disziplin geschafft haben. In der Realität ist Fitness für die meisten Menschen jedoch nur ein Kurzzeitintermezzo. Wer aus Unzufriedenheit handelt, hat kaum eine Chance, langfristig dranzubleiben. Darüber hinaus gibt es noch ein weiteres Problem mit dieser mentalen Einstellung. Menschen, die aus der Unzufriedenheit über ihren Körper heraus handeln, kann es mit dem Abnehmen meistens gar nicht schnell genug gehen. Sie neigen dazu, das Vorhaben zu überstürzen, indem sie sich extremen Methoden und Systemen verschreiben, die angeblich in wenigen Wochen zum Traumkörper führen sollen. *Das funktioniert nicht!* Wie schon eingangs erwähnt, fällt der Jojo-Effekt zumeist umso stärker aus, je extremer der Ansatz ist.

Ein nachhaltig schlanker, fitter und gesunder Körper ist eine Frage der Geduld.

Das muss dir unbedingt klar sein. Du wirst die über Jahre hinweg angeeigneten Pfunde nicht über Nacht los. Das braucht Zeit. Doch wer jeden Tag in den Spiegel schaut und sich über seinen Körperbau ärgert, wird kaum in der Lage sein, die notwendige Geduld aufzubringen, einen nachhaltigen und gesunden Weg einzuschlagen. Erst, wenn der zuweilen selbst auferlegte Druck reduziert wird, können wir wieder das Auge für die langfristige Entwicklung gewinnen und nachhaltige Entscheidungen treffen.

Zu guter Letzt müssen wir uns auch fragen, wo der Weg der Unzufriedenheit eigentlich hinführt, sollte er denn tatsächlich langfristig beschritten werden. Dein Verhalten prägt deine Mentalität, deine Sicht der Dinge. Wenn du aus der Unzufriedenheit heraus handelst, wird die Unzufriedenheit zur Gewohnheit. Es gibt in den meisten Fällen keinen Punkt X, an dem du plötzlich zufrieden bist. Wenn du 100 kg Bankdrücken schaffst, wirst du dich schnell daran gewöhnen und 150 oder 200 kg schaffen wollen. Wenn du 40 cm Armumfang hast, wirst du alsbald nach 45 cm streben. Wenn du einen definierten, muskulösen und fitten Körper hast, wirst du dich auch daran gewöhnen – und einen definierteren, muskulöseren, fitteren Körper wollen. Wenn die Unzufriedenheit als Antrieb zum Selbstläufer wird, kannst du davon ausgehen, dass sie es höchstwahrscheinlich auch bleiben wird – oder du verlierst deinen Antrieb und gibst schließlich doch noch auf. Nur wenige Athleten kriegen hier die Kurve und schaffen es, eine neue Perspektive einzunehmen. Wir brauchen also eine alternative Mentalität, einen alternativen Antrieb. Schauen wir uns die vorangestellte These unter diesem Blickwinkel noch einmal an: Wenn du einen schlanken Körper willst, versuche nicht, schlank zu werden. Zumindest *noch* nicht. Zunächst ist es nämlich weitaus wichtiger, die Leidenschaft für körperliche Aktivität zu wecken. Denn grundsätzlich gilt:

Der Körper ist ein Spiegel deines Lebensstils.

Das heißt, dein bisheriger Lebensstil ist für den Zustand deines Körpers verantwortlich. Der Körper adaptiert *immer* an die Lebensumstände. Wer viel sitzt, die Muskeln kaum benutzt, das Herz-Kreislaufsystem (HKS) selten fordert, sollte sich nicht weiter über einen kränkelnden, leistungsschwachen Körper wundern. Wer sich umgekehrt viel bewegt, seine Muskeln beansprucht und das HKS fordert, wird auch einen entsprechend fitten Körper haben. Die Ernährung spielt dabei ebenfalls eine wichtige Rolle, doch auch sie ist letztlich, wie im weiteren Verlauf noch eingehend betrachtet wird, stark von Lebensstil und Mentalität abhängig.

Wenn also der Körper den Lebensstil spiegelt und du mit deinem Körper bisher nicht zufrieden bist, dann weißt du nun, woran du zuerst arbeiten solltest. Doch zu diesem Zweck braucht es die richtige Motivation. Statt aus Unzufriedenheit gilt es aus Überzeugung und Leidenschaft für Bewegung zu agieren. Das sind die beiden fundamentalen Aspekte der athletischen Mentalität:

1. **Gewinne die Überzeugung, das Richtige zu tun!**
2. **Wecke die Leidenschaft für Bewegung!**

Überzeugung und Leidenschaft sind die beiden Schlüsselelemente für einen *nachhaltig* schlanken Körper. Die allermeisten Diätversuche basieren *nicht* auf diesem Ansatz und führen deshalb in der Regel nicht zum dauerhaften Erfolg.

2.1 Überzeugung gewinnen

Ein regelmäßiges Trainingsprogramm und eine ausgewogene Ernährung bieten viel mehr als bloße Ästhetik. Ein smartes Vorgehen fördert den kompletten Körper, seine Gesundheit ebenso wie seine Fitness und bereichert dadurch das gesamte Leben. Von deinen Anstrengungen im Studio und in der Küche profitierst du in allen anderen Bereichen deines Lebens. Du gewinnst mehr Energie, die du in andere Aktivitäten investieren kannst – ob Beruf, Hobbies oder soziale Aktivitäten spielt dabei keine Rolle. Du wirst viel seltener erkranken und im Krankheitsfall schneller regenerieren. Du wirst wesentlich mehr Stress vertragen. Dein Selbstvertrauen wird wachsen, sodass du dich in deiner Haut wohler fühlen wirst. Dein Lebensgefühl und deine allgemeine Zufriedenheit werden sich mit der Zeit deutlich verbessern, weil körperliche Aktivitäten und Herausforderungen ein Grundbedürfnis des Menschen ist. Wir können unseren Geist nicht vom Körper trennen. Der Zustand unseres Körpers hat unmittelbare Auswirkungen auf unsere emotionale Zufriedenheit. Ein gesunder, fitter Körper ist die Grundlage eines erfüllten, zufriedenen Lebens. Sobald du diese *Erfahrung* am eigenen Leibe machst, den Zusammenhang zwischen körperlicher Gesundheit und emotionalem Wohlbefinden *spürst*, wird deine Überzeugung wachsen, „das Richtige zu tun". Vorausgesetzt, du machst dir diesen Zusammenhang immer wieder bewusst und achtest gezielt darauf, wie sich die Verbesserung deiner körperlichen Fitness und Gesundheit auf dein allgemeines Lebensgefühl auswirkt – das ist der Trick. Je länger du die positiven Effekte eines athletischen Lebensstils *bewusst* spürst, desto größer wird deine Überzeugung – und erreicht dadurch auch dein *Unter*bewusstsein.

2.2 Leidenschaft wecken

Hand aufs Herz: Die meisten Menschen verbinden mit dem Training eine Aktivität, die keinen Spaß macht. Die nur als Mittel zum Zweck gebraucht wird und jede Menge Disziplin erfordert. Doch Bewegungslust liegt in deinen Genen! Der menschliche Körper ist auf ein hohes Maß an Bewegung ausgelegt. Kein anderes Lebewesen auf diesem Planeten kann sich vergleichbar vielseitig und effizient bewegen wie der Mensch. Das Bewegungspotenzial unseres Körpers ist gigantisch und es wurde seit jeher auch zum Überleben gebraucht. Doch die Zeiten des Jagens,

Sammelns und (physischen) Kämpfens scheinen zumindest für den Durchschnittsbürger längst vorbei. Körperliche Trägheit bestimmt unseren Alltag. Sitzen und liegen statt laufen und klettern. Ein solcher Lebensstil ist zutiefst unnatürlich für einen Körper, der noch in der Steinzeit steckt. Das Problem ist der mit der Zeit infolge der Trägheit zwangsläufig auftretende Zerfall des Körpers. In unserem Körper dreht sich nämlich alles um ein ganz simples Prinzip:

Use it or loose it.

Wenn du deinen Bewegungsapparat nicht regelmäßig beanspruchst, bildet er sich zurück. Muskeln werden abgebaut oder verkürzt, Knochen instabil, Gelenke verlieren an Geschmeidigkeit, Faszien (Bindegewebe) verkleben und verfilzen, Bewegungskoordination und Körperbeherrschung gehen verloren. Die Folge? Viele Bewegungen machen keinen Spaß mehr! Wenn die Schultern schmerzen und die Muskeln nicht an einem Strang ziehen, dann bereiten einfache Übungen wie Liegestütze schlicht keine Freude. Wer schon nach einem kurzen Sprint die Treppe hinauf an Atemnot leidet und Schmerzen in den Knien verspürt, findet sicher keinen Gefallen an Treppenläufen. Deshalb müssen wir langsam wieder anfangen, das Bewegungspotenzials unseres Körpers zu benutzen, ihn an natürliche Bewegungen zu gewöhnen, um dadurch die Funktionsfähigkeit des Bewegungsapparates widerherzustellen und endlich wieder Freude an der Bewegung zu finden Das ist ein primäres Ziel auf dem Weg zum schlanken Körper:

Körperliche Aktivität soll gemäß der menschlichen Natur wieder Freude bereiten.

Wer es zu diesem *natürlichen Zustand* zurückschafft, gewinnt dadurch die stärkste und nachhaltigste Motivationsquelle. Von diesem Punkt an können wir trainieren gehen, weil wir es ganz einfach so wollen. Nicht weil ein Trainingsplan es vorschreibt oder die Unzufriedenheit uns zwingt, sondern weil es Spaß macht. Es wird zum *Selbstzweck*.

2.3 Ein stabiles Fundament

Überzeugung und Leidenschaft bilden die Mentalität waschechter Athleten. Wer sie verinnerlicht, ist langfristig in der Lage, aktiv und gesund zu leben, sich ***ungezwungen*** naturbelassen und nährstoffreich zu ernähren. Athleten macht es Spaß, körperlich aktiv zu sein, die Gesundheit und Fitness zu fördern. Sie agieren aus Leidenschaft und wissen gleichzeitig um die tiefere Bedeutung ihrer Handlungen. *Auf dieser Grundlage* können die eigenen Bestrebungen auch problemlos auf Ziele wie Fettabbau oder Muskelaufbau ausgerichtet werden. Disziplin ist dann nämlich kaum noch nötig, weil es zum Selbstläufer, zum Automatismus geworden ist, regelmäßig zu trainieren, aktiv zu leben und naturbelassene Lebensmittel zu verzehren. Bevor du also versuchst, abzunehmen, rate ich dir alle ästhetisch orientierten Gedanken *vorerst* beiseitezuschieben und stattdessen die Lust an der Bewegung zu wecken sowie die Vorzüge eines aktiven Lebens zu *erfahren*, um die entsprechende Überzeugung zu gewinnen. Eine Schlüsselrolle dafür spielt der Lebensstil, also dein alltägliches Bewegungsverhalten.

3 Der athletische Lebensstil

Während die Mentalität zwar den grundlegenden Baustein auf unserem Weg zum energiegeladenen, schlanken Athleten darstellt, ist der Lebensstil dennoch unsere wichtigste Stellschraube. Denn vom Denken allein etabliert sich keine Mentalität. Vom Denken allein erreicht sie nicht das Unterbewusstsein, prägt nicht die Intuition. Das geschieht nur dann, wenn du beginnst, *entsprechend der Mentalität zu handeln*. Dabei entscheidend ist, wie du deinen Alltag verbringst. Viele Menschen vergessen das. Sie mögen zwar regelmäßig trainieren und sich ausgewogen ernähren, doch verbringen parallel dazu den überwiegenden Teil des Tages träge sitzend in krummer Haltung. Das ist ein Nachteil davon, wenn das Training nur als Mittel zum Zweck gesehen wird und rein auf Disziplin basiert: Außerhalb des Trainings etablieren sich für den Bewegungsapparat und die körperliche Leistungsfähigkeit schlechte Angewohnheiten, weil die Disziplin schlicht nicht ausreicht, neben dem Training auch noch einen athletischen Lebensstil zu führen. **Eine neue Mentalität sollte sich deshalb in erster Linie im Alltag widerspiegeln**, denn dadurch beeinflusst sie früher oder später automatisch auch das Training und die Ernährung.

Für einen schlanken, fitten Körper gilt es demnach als ersten Schritt mehr Bewegung in den Alltag zu bringen. Erinnere dich: *Dein Körper ist ein Spiegel deines Lebensstils*. Sobald du beginnst, bewegungsreicher, athletischer zu leben, wird sich dein Körper anpassen. Du wirst ganz automatisch schlanker und fitter! Du glaubst mir nicht? Lass mich dir dazu eine Frage stellen: Hast du deinen Körperbau, das überschüssige Körperfett, das du durch diese Lektüre loswerden möchtest, gezielt erlangt? Wolltest du bewusst ein paar zusätzliche Pfunde auf den Rippen haben? Wohl kaum. Dein Körper hat sich ganz einfach an deine Lebensumstände angepasst. Das ist nämlich genau das, was er *immer* macht. Der Körper adaptiert an die Lebensumstände. Indem du die Lebensumstände veränderst, arbeitest du automatisch auch an deiner Körperzusammensetzung. Lediglich die letzten, besonders hartnäckigen Pfunde zum schlanken Körper erfordern oftmals in puncto Training und Ernährung ein gezielteres Vorgehen. Doch die ersten Schritte sollten sich voll auf den Lebensstil fokussieren, um die für nachhaltige Erfolge wichtige Grundlage zu schaffen. Die durch den athletischen Lebensstil verinnerlichte Mentalität wird dich nämlich zwangsläufig mit der Zeit dazu bringen, regelmäßig zu trainieren und dich gesünder zu ernähren. Sobald du spürst, wie gut dir ein aktiver, athletischer Lebensstil tut, wirst du ganz von selbst noch mehr für deine Gesundheit und Fitness tun wollen. Somit landest du aus Überzeugung und Leidenschaft statt durch Unzufriedenheit und Disziplin beim Training und der Ernährung. Das bedeutet:

Training und Ernährung folgen dem Lebensstil und der dadurch etablierten Mentalität.

Was also kannst du tun, um athletischer zu leben? Nachfolgend habe ich für dich einige Anregungen aufgelistet, die dir ein gutes Gefühl für den athletischen Lebensstil vermitteln können.

Das Auto stehen lassen

Autos sind eine tolle Erfindung, aber sie machen uns auch träge – und sind nebenbei kostspielig. Vollständig ohne ist zwar nicht immer eine Option, doch zumindest können wir dafür sorgen, das Auto so wenig wie möglich zu nutzen und stattdessen das Fahrrad zu nehmen oder zu laufen.

Das ist natürlich weniger zeiteffizient und bequem als das Auto zu verwenden, doch es fördert Gesundheit und Fitness ungemein. Von den positiven Auswirkungen auf die Geschmeidigkeit der Faszien und Gelenke sowie der gesteigerten Durchblutung und verbesserten Nährstoffversorgung mal abgesehen, wirst du dadurch auch viel Energie gewinnen, dein Immunsystem stärken und schlicht wesentlich zufriedener sein. Bewegung an der frischen Luft ist ungemein wertvoll für Körper und Geist und langfristig für unsere Gesundheit und die Funktionsfähigkeit des Bewegungsapparates schlicht alternativlos.

Indem du das Auto häufiger stehen lässt und stattdessen läufst oder das Fahrrad nimmst, *wann immer dir das möglich ist,* tust du also schon sehr für viel deine Gesundheit sowie dein Wohlbefinden und dadurch letztlich auch für deine Figur.

Dabei ist es wichtig, dass du dich nicht mit billigen Ausreden zufriedengibst. Wenn es draußen regnet, kannst du etwa problemlos einen Regenschirm oder einen kostengünstigen Regenanzug benutzen. Davon abgesehen ist es einzig eine Frage der Gewöhnung. Wenn du beispielsweise mit dem Fahrrad zur Arbeit fährst oder ein paar Stationen früher aus dem Zug aussteigst, um die restliche Strecke zu laufen, wirst du zunehmend spüren, dass es eigentlich gar nicht so schwierig ist, häufiger auf das Auto zu verzichten. Du wirst merken, dass alle „unüberwindbaren Probleme", die du dir eventuell vorher ausgemalt hast, eigentlich nichts Anderes als Ausreden waren, die dir dein innerer Schweinehund als stichhaltige Argumente zu verkaufen versucht, um dich davon abzuhalten, endlich aktiver zu leben.

Tue dies: Nimm dir einen Zettel und schreibe auf, welche Strecken du momentan mit dem Auto fährst. Überlege, welche davon du eigentlich auch zu Fuß oder mit dem Fahrrad zurücklegen kannst. Finde eine Möglichkeit, auf diese Weise mehr Bewegung in deinen Alltag zu bringen.

Für Haltung und Aktivität im Arbeitsalltag sorgen

Heutzutage haben immer mehr Menschen Jobs, in denen sie physisch kaum gefordert werden. Auf Dauer ist das für den Körper eine unvorteilhafte Situation, die sich auch darin bemerkbar macht, dass moderne Drehstuhlpiloten – und ich gehörte lange Zeit selbst dazu – oftmals mit wiederkehrenden Rückenschmerzen und Verspannungen im Schulter- und Nackenbereich zu kämpfen haben. Glücklicherweise gibt es mittlerweile jedoch Möglichkeiten, dieses Leiden zumindest einzudämmen. Entscheidend dabei sind zwei Dinge: **Haltung** und **Bewegung**.

Zunächst ist es wichtig, eine möglichst natürliche Haltung einzunehmen. Grundsätzlich gilt dabei: Je aufrechter die Haltung, desto besser. Haltungsfreundlich ist es zum Beispiel, gelegentlich im Stehen zu arbeiten. Wenn das nicht geht, so sollte die Sitzhaltung zumindest möglichst aufrecht sein. Der Rücken gerade und senkrecht zum Boden, Kopf in möglichst gerader Verlängerung der Wirbelsäule, Beine mit rechtem Winkel im Knie ebenfalls senkrecht zum Boden, Unterarme am Schreibtisch mit rechtem Winkel im Ellbogen parallel zum Boden und ganz wichtig: Schultern nach hinten und unten. Schreibtischarbeit verführt dazu, die Schultern nach vorne zu Rollen und anzuheben, um sich auf den Unterarmen abzustützen. Doch eine solche Haltung dauerhaft einzunehmen kann zu Verspannungen, Kopfschmerzen und sogar Schwindel führen. Unterstützt wird diese Haltungsoptimierung übrigens unter anderem durch das Rückentraining im Trainingsteil dieses Buches.

Darüber hinaus gilt grundsätzlich, ob im Stehen oder Sitzen: Der Körper sollte bei der Arbeit am Schreibtisch so symmetrisch wie möglich ausgerichtet sein. Jede asymmetrische Haltung kann auf Dauer zu Problemen führen.

Tue dies: Kläre mit deinem Chef, ob es möglich ist, einen höhenverstellbaren Schreibtisch oder ein Stehpult in dein Büro zu stellen, sodass du gelegentlich im Stehen arbeiten kannst. Wenn du als Schüler oder Student vorrangig zu Hause am Schreibtisch arbeitest, gibt es auch preisgünstige Varianten. Notfalls tut es ein selbstgebauter Schreibtischaufsatz, den du bei Bedarf aufstellen kannst, um im Stehen arbeiten zu können.

Versuche außerdem während deiner Arbeit zwischendurch immer wieder *kleine* Pausen einzulegen, in denen du dich ein wenig bewegst. Stehe auf, rotiere den Oberkörper in alle Richtungen, nutze die Bewegungsvielseitigkeit deiner Wirbelsäule, strecke, räkle, dehne dich und mache ein paar Schritte durch den Raum, sofern dies möglich ist. Anfangs erfordert das deine bewusste Aufmerksamkeit, doch schon nach wenigen Wochen wird ein solches Verhalten zum Automatismus, der deinen Bewegungsapparat saniert und deinen Körper wesentlich robuster macht.

Ein gutes Arbeitsintervall zur Eingewöhnung bietet die Pomodoro-Technik, welche nach 25 Minuten Arbeit eine kurze Pause von 5 Minuten vorsieht. Das kommt neben dem Körper auch der geistigen Leistungsfähigkeit zugute. Damit es auf der Arbeit nicht ganz so auffällig ist, reicht aber auch oftmals schon eine einzige Minute, in der du kurz aufstehst und dich ein wenig bewegst. Sollte auch das bei dir meistens nicht möglich sein, kannst du das Intervall trotzdem verwenden und dir in der Pausenzeit anstelle der Bewegung deine Haltung bewusstmachen und gegebenenfalls korrigieren. Hier gilt wie so oft: Wenn du nach Lösungen suchst, wirst du auch welche finden, die für dich und deine Arbeitsbedingungen praktikabel sind. Entscheidend ist, den Grundgedanken zu verinnerlichen, nämlich längere Phasen der körperlichen Inaktivität zwischendurch immer wieder für einen kurzen Augenblick zu unterbrechen, um den Bewegungsapparat fit zu halten und Probleme wie Rückenschmerzen sowie Verspannungen vorzubeugen.

Die Macht der Gewohnheit nutzen

Solange Bewegung noch kein selbstverständlicher Teil deines Alltags ist, stellt es mitunter eine Schwierigkeit dar, überhaupt daran zu *denken*, sich häufiger zu bewegen. Man vergisst es im alltäglichen Stress schnell. Doch dafür gibt es eine einfache Lösung: Kombiniere Bewegung mit alltäglichen Gewohnheiten. Indem du beispielsweise Werbepausen im abendlichen Fernsehprogramm, die Wartezeit im öffentlichen Nahverkehr oder Leerlaufphasen beim Kochen dafür benutzt, einige Dehn-, Mobilitäts- oder Körpergewichtsübungen auszuführen, fällt es dir wesentlich leichter, Bewegung in deinen Alltag zu integrieren und aus dem Prinzip des athletischen Lebensstils eine Gewohnheit zu machen.

Tue dies: Nimm dir einen Zettel und notiere dir Gewohnheiten, die du mit körperlicher Aktivität verbinden kannst. Das kann die tägliche Zugfahrt sein, in der du deine Stabilität trainierst, indem du wechselseitig versuchst, auf einem Bein die Balance zu halten. Das Warten an der Bushaltestelle lässt sich mit Klimmzügen versüßen. Etwas weniger auffällig soll es sein? Sprinte die Treppen in der U-Bahn hoch, daran sind die Leute gewöhnt. Oder brauchst du mehr Privatsphäre? Führe jedes Mal, wenn du auf die Toilette gehst, ein paar Kniebeugen aus oder strecke und bewege die Wirbelsäule in verschiedene Richtungen, um die tiefliegende Muskulatur ein wenig zu lockern. Gehe vor dem Frühstück eine Runde spazieren oder übe ein wenig Yoga, Pilates, Tai Chi.

Entdecke die Möglichkeiten

In der Anfangszeit, solange der athletische Lebensstil noch keine Gewohnheit ist, wirst du dich wahrscheinlich auf gewöhnliche Bewegungen wie Laufen, Radfahren oder grundlegende Körpergewichtsübungen wie Kniebeugen beschränken. Das ist in Ordnung, denn es ist ein Prozess, der reifen muss. Mit der Zeit wirst du jedoch immer mehr Möglichkeiten entdecken, dich bewegen zu können – und zwar fern der allseits bekannten und gewohnten Bewegungsmuster. Es gibt in der Welt überall Möglichkeiten, die unterschiedlichsten Bewegungen auszuprobieren. Für die meisten Menschen ist ein Geländer nichts anderes als eine Stütze und Sicherung. Für bewegungsverliebte Athleten jedoch eine Möglichkeit, darauf zu balancieren – auf allen Vieren, nur auf den Füßen oder mit zunehmender Körperbeherrschung gar nur auf den Händen. Große, stabile Bäume können erklommen, kleinere, freie Baumstämme können geschleudert oder gestoßen werden. Bänke eignen sich für *Split-Kniebeugen* oder um den *L-Sit* zu erlernen. An nahezu jeder Ecke lauern Möglichkeiten, die in freien Momenten genutzt werden können.

Tue dies: Halte Ausschau nach Möglichkeiten, dich zu bewegen und neue Bewegungsmuster zu erlernen. In der Online-Sektion findest du einige Körpergewichtsübungen in verschiedenen Schwierigkeitsgraden, die eine erste Orientierung darstellen können. Doch versuche dich auch außerhalb vorgegebener „Übungen" frei und kreativ zu bewegen. Suche in deiner Umgebung nach Möglichkeiten, zu klettern, springen, rennen, kriechen, schleichen, stemmen.

Mache dich mit Animal Movements vertraut

In eine ähnliche Kerbe schlägt das Konzept der Animal Movements. Dabei handelt es sich um tierische Bewegungen, von denen du manche höchstwahrscheinlich schon im Kindergarten kennengelernt hast. Zu den berühmtesten Vertretern gehören Enten- und Krebsgang. Weitere Beispiele sind Skorpion, Bärengang, Affen- sowie Hasensprünge.

Es gibt sehr viele verschiedene Tierbewegungen, die du üben kannst. Der Vorteil der Animal Movements besteht darin, dass sie nicht technisch exakt ausgeführt werden müssen und dadurch eine sehr angenehme Abwechslung zum Training darstellen können. Im Gegensatz dazu sollten nämlich grundlegende Kraftübungen aufgrund der steigenden Widerstände möglichst sauber ausgeführt werden. Animal Movements sind also sehr viel freier von technischen Instruktionen und Feinheiten.

Im Prinzip geht es nur um eine Frage, die beim Üben der Bewegungen im Hinterkopf behalten werden sollte: Wie kann ich die Bewegung möglichst geschmeidig, elegant, effizient und leise ausführen? Wenn du dir diese Frage immer wieder stellst, wirst du die Tierbewegungen sehr schnell beherrschen lernen und spätestens dann kann es viel Freude bereiten, sie zu praktizieren.

Durch Animal Movements trainierst du kleinere, stabilisierende Muskeln, die beim normalen Krafttraining zu kurz kommen können, sodass du deinen Körper wesentlich vielseitiger förderst und seine Robustheit stärkst. Parallel dazu entwickelst du deine Körperbeherrschung weiter, wovon auch das normale Trainingsprogramm profitieren wird.

Tue dies: Mache dich mit einigen Animal Movements vertraut und übe sie regelmäßig, am besten Barfuß und in der freien Natur. Übe sie wild und frei. **Erwecke das Tier in dir!** Technische Anleitungen gehören *nicht* zu den Animal Movements, denn sie widersprechen sich mit dem Kerngedanken, die Freiheit der Bewegung zu spüren. Der Reiz der Animal Movements liegt in der Unvollkommenheit, in der Vielseitigkeit und in der freien Entfaltung unseres Wesens. Zerdenke die Sache nicht, sondern übe ganz einfach frei darauf los, ganz ohne weitere Anleitung.

Treppe statt Fahrstuhl

Fahrstühle sind eine tolle Erfindung für körperlich beeinträchtigte Menschen. Doch solange du nicht im Rollstuhl sitzt, kannst du die Treppe nehmen.

Binde Familie und Freunde ein

Bewegung und Gemeinschaft – eine unschlagbare Kombination! Gemeinsam Sport zu treiben, kann ungeahnte Energien freisetzen, weil die Aufmerksamkeit unter anderem durch freundschaftlichen Wettkampf in der Gegenwart gebunden wird. Wenn du alleine unterwegs bist, driften deine Gedanken viel leichter ab. Spielst du jedoch beispielsweise mit deinen Freunden

Volleyball, gehst mit deiner Familie wandern, klettern oder Inlineskaten, lassen sich die Gedanken wesentlich leichter auf den Augenblick konzentrieren, während alle Sorgen und Problem in dieser Zeit vergessen sind. Solche Momente können sehr erfüllend sein und regenerativ wirken. Je häufiger du körperliche Aktivitäten mit derart starken, positiven Emotionen verknüpfst, desto größer wird deine Bewegungslust. So funktioniert die Umprogrammierung deines Unterbewusstseins hin zu einer bewegungsbegeisterten Mentalität – der Grundlage eines schlanken Körpers.

Tue dies: Verabrede dich mit Freunden zu einer beliebigen sportlichen Aktivität. Geht Schwimmen, werft ein paar Körbe, findet auf einer 100 Meter Bahn heraus, wer der schnellste ist, besucht einen Kletterpark oder fahrt mit dem Fahrrad zum Grillen in die Natur. Es gibt so viele Möglichkeiten, zusammen aktiv zu sein, dass ihr mit Sicherheit gemeinsame Interessen finden werdet. Das macht Spaß und schweißt zusammen.

Beziehe weiterhin nach Möglichkeit deine Familie in den athletischen Lebensstil ein. Macht gemeinsam Ausflüge, eine Rad- oder Wandertour in der Natur und genießt das Zusammensein während ihr gleichzeitig etwas für eure Gesundheit und Fitness tut.

Schalte das Handy aus, vergiss alle Termine und leg die Beine hoch

Überrascht dich dieser Punkt? Bisher sprachen wir fast ausschließlich davon, mehr körperliche Aktivität in den Alltag zu bringen, weil es genau daran bei vielen Menschen hapert. Doch Tatsache ist, dass ein aktiver Athlet auch regenerative Ruhephasen benötigt. Wer demnach athletischer leben möchte, sollte im Gegenzug unbedingt auch darauf achten, sich von Zeit zu Zeit eine Pause zu nehmen und besten Gewissens gehen zu lassen. Das Gute dabei: Wenn du einen bewegungsreichen Alltag hast, werden die Pausen wesentlich entspannter und erfüllender sein. Denn wer sich selten bewegt, kann seine Pausen alsbald nicht mehr richtig genießen – es fehlt der körperliche Ausgleich, die Balance aus Aktivität und Regeneration, Spannung und Entspannung. Mit der Zeit wirst du selbst sehr gut einschätzen können, wann du eine Pause brauchst. Da du mit der eingangs erläuterten Mentalität nicht den Druck der Unzufriedenheit, das schlechte Gewissen als Folge streng ästhetisch orientierter Zielsetzungen verspürst, wirst du dir diese Pausen auch mit Freuden nehmen können. Denn sie sind ein elementarer Bestandteil des athletischen Lebensstils und in der Konsequenz auch der Mentalität. Schließlich geht es darum, den Körper, seine Gesundheit und Fitness, *fördern* zu wollen – statt ihn auszubeuten. Ihm mit Wohlwollen statt mit Verachtung zu begegnen. Die Regeneration ist daher ein wesentlicher Aspekt der Bestrebungen eines smarten Athleten.

Tue dies: Nimm dir wenigstens einen Nachmittag in der Woche komplett frei. Plane nichts, verabrede dich nicht, schalte Handy, Laptop und Fernseher ab. Zu viele Informationen sorgen auf Dauer für reichlich Stress, sodass es wichtig ist, die Informationsflut zu unterbrechen und zur Ruhe zu kommen. Geh Spazieren, mach ein Nickerchen, lies in der Natur einen guten Roman, räum deine Wohnung auf, koche eine leckere Mahlzeit – alles, nur kein Stress.

Schrittweise und ungezwungen

Du hast einige praktische Anregungen erhalten, deinen Lebensstil athletischer zu gestalten. In den nachfolgenden Kapiteln werden athletische Herausforderungen, Trainingspläne und Ernährungsratschläge hinzukommen. Da bleibt die Frage: Wann soll all das umgesetzt werden?

Auf den ersten Blick kann die Menge überfordernd wirken, doch so soll und muss es keineswegs sein. Der athletische Lebensstil und damit einhergehend die Etablierung einer neuen Mentalität, regelmäßiges Training und eine gesündere Ernährung sind Prozesse, die Zeit brauchen. Der größte Fehler, den leider sehr viele Athleten begehen, besteht darin, von 0 auf 100 alles verändern zu wollen. Doch das funktioniert nicht. Alte Gewohnheiten und Denkweisen können nur Schrittweise überwunden werden. Wenn zu viele Baustellen geöffnet werden, bricht das System zusammen.

Ich verwende deshalb immer wieder bewusst den Begriff „Anregung". Denn die Vorschläge für einen athletischeren Lebensstil sind nichts Anderes als Möglichkeiten, die du wahrnehmen *kannst*, wenn du bereit dafür bist. Es ist wichtig, Veränderungen schrittweise und ungezwungen einzuleiten. Suche dir heraus, was dir momentan am sinnvollsten und praktikabelsten erscheint. Das kannst du mit der Zeit problemlos ergänzen.

Hinter dieser Vorgehensweise steckt eine simple Einsicht: Es ist besser, *eine* Verhaltensweise nachhaltig zu verändern, als *viele* Verhaltensweisen zeitgleich umzukrempeln und schon nach wenigen Tagen oder Wochen entkräftet und frustriert aufzugeben. **Wähle dein eigenes Tempo**.

In der Anfangszeit empfehle ich dir, dein Hauptaugenmerk auf den Lebensstil zu legen. Wenn du willst, kannst du parallel dazu auch mit dem Einsteiger-Trainingsprogramm beginnen, denn das ist in den ersten Wochen noch nicht intensiv.

Die Ernährungsumstellung fällt erfahrungsgemäß vielen Menschen schwieriger, sodass es sich in den meisten Fällen anbietet, damit noch ein paar Wochen zu warten und solange den athletischen Lebensstil sowie die damit verbundene Mentalität zu festigen. Ein guter Zeitpunkt, erste Schritte zur Ernährungsoptimierung einzuleiten, wäre am Anfang der siebten Woche des Trainingsplanes. Grundsätzlich kannst du das aber selbstverständlich auch früher oder später angehen. Wichtig ist, dass du versuchst, dich auf ehrliche Art selbst einzuschätzen und dann zu entscheiden, welche Schritte du wann unternimmst. Für die Umsetzung der in diesem Buch vermittelten Anregungen gibt es daher zwei einfache Worte, die es sich zu merken lohnt: *schrittweise* und *ungezwungen*.

3.1 Häufig gestellte Fragen

Mit dem Beruf und der Familie habe ich schon so wenig Zeit, wie soll ich es da auch noch schaffen, mich ständig zu bewegen?

Zunächst sollten wir uns klarmachen, dass wir uns *Zeit nehmen* müssen, wenn wir etwas verändern wollen. Das ist eine minimale Veränderung der Perspektive, die jedoch große Auswirkungen hat. Wer keine Zeit *hat*, sieht sich selbst als Opfer seiner Lebensumstände. Wer sich hingegen darüber im Klaren ist, dass es in der eigenen Verantwortung liegt, die Zeit für jedwede Veränderung zu *nehmen*, der übernimmt die Kontrolle und verleiht sich damit erst die Möglichkeit, Veränderungen zu bewirken. Entweder jammern oder handeln.

So viel zur grundlegenden Einstellung, mit der es an die Sache heranzugehen gilt. Das trägt noch nicht direkt etwas zur Lösung des Problems bei, schafft aber die nötige Voraussetzung: Den Willen, nach einer Lösung zu suchen, statt sich mit dem Problem zufrieden zu geben.

Für die Lösung des Problems gibt es drei Aspekte zu berücksichtigen.

Erstens ist der athletische Lebensstil eine höchst individuelle Angelegenheit. Es geht nicht darum, sich absolut gesehen viel zu bewegen, sondern schlicht darum, sich *mehr* zu bewegen, wenn man normalerweise einen eher von der körperlichen Trägheit geprägten Alltag und einen dementsprechenden Körperbau hat. Ich habe dir in diesem Kapitel *Möglichkeiten* aufgezeigt, mehr Bewegung in deinen Alltag zu bekommen. Was du davon umsetzt, bleibt dir überlassen.

Zweitens besteht ein großer Unterschied zwischen Zeit und Energie. Viele Menschen glauben, keine Zeit für Fitness zu haben, obwohl es ihnen in Wahrheit an Energie mangelt. Wenn man sich einmal genau aufschreibt, wie viel Zeit für welche Alltagsaktivitäten, für Beruf, Familie, Nahrungsaufnahme, Hygiene etc. gebraucht wird, so würde sich mit Sicherheit genügend Zeit finden, etwas athletischer zu leben und regelmäßig zu trainieren. Das Problem ist jedoch, dass dazu oftmals die Energie fehlt. Der Mensch ist keine Maschine. Manchmal ist der Alltag derart kräftezehrend, dass kaum mehr Energie für den athletischen Lebensstil übrigbleibt, sodass wir stattdessen gezwungenermaßen immer wieder Leerlaufphasen haben. Doch denken wir den Gedanken zu Ende, können wir an dieser Stelle einen Gruß des inneren Schweinehundes erkennen. Denn nüchtern betrachtet müssen wir uns eines klarmachen: ***Langfristig gesehen kostet der athletische Lebensstil keine Energie, sondern verschafft uns mehr davon!*** In der Anfangszeit muss man sich selbst ein ums andere Mal überwinden, doch dann verbessert sich die körperliche Fitness, die Ausdauer und damit die Energiebereitstellung des Körpers. Indem wir die Fitness und Gesundheit unseres Körpers fördern, gewinnen wir auf lange Sicht viel Energie dazu, sodass wir weniger Leerlaufphasen benötigen und in allen Bereichen des Lebens wesentlich effizienter agieren können.

Drittens gibt es schlicht keine Alternative, wenn wir gesund und kraftvoll leben wollen. Man kann sich auf Dauer nicht darauf verlassen, dass Ärzte den sprichwörtlichen Karren aus dem Dreck holen. Die beste Medizin ist Prävention und das bedeutet: Bewegung. Für einen gesunden, fitten Körper gibt es keine Alternative dazu, Bewegung in den Alltag zu bringen. Denn eines kann ich dir versprechen: Wer der Meinung ist, keine Zeit für einen athletischen Lebensstil zur Förderung seiner Fitness und Gesundheit zu haben, wird sie früher oder später dafür aufbringen müssen, sich mit Krankheiten und Gebrechen herumzuschlagen.

Wenn wir die drei Aspekte zusammenfassen, können wir festhalten, dass „keine Zeit" letztlich nichts Anderes als eine auf Trägheit basierende Ausrede ist. Lass dir von der Trägheit nicht die Weitsicht nehmen. Wenn du ehrlich bist, erkennst du selbst ganz genau, wohin der Weg der Trägheit führt. Halte dir das immer vor Augen, um die Kraft zu finden, präventiv zu agieren. Suche nach Möglichkeiten. Meine Empfehlung an dich: Nimm dir eine halbe Stunde Zeit und überlege dir, an welchen Stellen du Bewegung in dein Leben bringen kannst, welche Anregungen du am ehesten umsetzen kannst. Vielleicht findest du dabei auch den einen oder anderen Zeitfresser, auf den du gut verzichten könntest. Wer keine Freiräume findet, muss sie sich eigenhändig schaffen. Es liegt im Bereich deiner Verantwortung. Der Willige findet einen Weg.

Ich versuche athletischer zu leben, doch aus meinem Umfeld bekomme ich dafür wenig Verständnis und immer wieder Kommentare, dass ich es übertreiben würde. Wie soll ich damit umgehen?

Wenn du damit beginnst, deinen Lebensstil zu verändern und gesünder zu leben, ruft das zwangsläufig Reaktionen aus dem Umfeld hervor. Oftmals verbirgt sich dahinter lediglich Selbstschutz. Denn durch die von dir bewirkten produktiven Veränderungen in deinem Leben hältst du deinen Mitmenschen unbewusst einen Spiegel vor ihr Gesicht. Genauer gesagt fangen sie dadurch an, sich selbst zu hinterfragen. Könnten sie sich nicht auch ein wenig gesünder ernähren und regelmäßiger bewegen? Prompt läuten die Alarmglocken ihrer eigenen Schweinehunde, die kein Interesse an Veränderungen haben. So versucht man lieber, deinen Weg schlechtzumachen oder „gut gemeinte Warnungen" auszusprechen, anstatt selbst etwas zu verändern.

Auf der anderen Seite kann es sich jedoch auch um berechtigte Sorgen handeln. Um das zu beurteilen, zählt nur eines: Wie fühlst *du* dich? Hast du das Gefühl, dass dich dein athletischer Lebensstil stärkt? Fühlst du dich gesünder und energiegeladener? Oder fühlst du gelegentlich eine innere Unruhe? Bist du häufig müde? Hast du Schlaf- oder Potenzprobleme? Fällt es dir schwerer, dich zu konzentrieren? Kränkelst du häufiger?

Das können Signale dafür sein, dass du es tatsächlich übertreibst. **Entscheidend ist, wie du dich fühlst.** Damit meine ich nicht die ersten Tage nach einer Verhaltensänderung, sondern die langfristige Entwicklung. Stärkt sie dich oder schwächt sie dich? Solltest du feststellen, es tatsächlich zu übertreiben, ist die Lösung natürlich einfach: Reduziere deinen Einsatz ein wenig und konzentriere dich verstärkt die Regeneration. Solltest du dich jedoch gut fühlen, dann lass dich nicht beirren. Tu, was *du* für richtig hältst und sei dadurch ein natürliches Vorbild, das weder rechtfertigt noch missioniert.

4 Athletische Herausforderungen

Ein wesentlicher Teil des athletischen Lebensstils besteht darin, sich selbst von Zeit zu Zeit herauszufordern, um seine Grenzen zu finden und das eigene Leistungsvermögen einschätzen zu lernen. Sinnvoll eingesetzt können Challenges zudem nützlich für die Etablierung neuer, produktiver Gewohnheiten sein. Daher habe ich für dich vier praktische Herausforderungen erstellt, die einerseits deine Willenskraft testen und dir andererseits dabei helfen, athletischer zu leben. Wenn du dich dazu entscheidest, eine dieser Herausforderungen anzunehmen, dann konzentriere dich voll und ganz auf sie. Zerstreuungen können schnell zur Überforderung werden. Der Versuch, alles auf einmal zu ändern, ist meist zum Scheitern verurteilt. Konzentriere dich auf eine Sache, denn dann hast du die Kraft, dich voll reinzuhängen, dranzubleiben und *nachhaltige* Veränderungen zu bewirken. Zudem kannst du positive Auswirkungen auf diese Weise *bewusst* erleben, wodurch die Überzeugung, das Richtige zu tun, geprägt wird. Oder auch nicht, wenn die Verhaltensänderung keine Bereicherung für dich darstellt. Woran du bist, kannst du nur herausfinden, wenn du dich auf eine Sache konzentrierst, denn ansonsten treten Überlagerungen auf, die es dir stark erschweren herauszufinden, was dich weiterbringt und bereichert oder was dich lähmt und schwächt.

4.1 Der frühe Vogel fängt den Wurm

Der Körper wird geprägt von Gewohnheiten und so ist auch Übergewicht letztlich eine Folge schädlicher, trägheitsbasierender Gewohnheiten. Des Abends stundenlang vor dem Fernseher zu gammeln, ist eine davon. Versteh mich nicht falsch, ein Fernsehabend in entspannter Atmosphäre und Gesellschaft kann für die Regeneration und auch aus dem Blickwinkel des Vergnügens durchaus sinnvoll sein, doch sobald daraus eine Gewohnheit wird, stumpfen Körper und Geist ab, der Beitrag zu Regeneration und persönlicher Erfüllung fällt zunehmend geringer aus und letztlich fördert es die innere Trägheit – auch zu jeder anderen Tageszeit. Trägheitsbasierende Verhaltensweisen können die eigene Trägheit solange vergrößern, bis sie zur dominierenden Instanz wird.

Um das zu verhindern oder zu korrigieren, gilt es den Schweinehund zu überwinden und der Trägheit entgegengesetzte Verhaltensweisen zu etablieren. Das frühe Aufstehen ist eine solche Verhaltensweise – besonders, wenn sie mit einer athletischen Aktivität gekoppelt wird. Einfach früher aufzustehen und die Zeit am frühen Morgen vor dem Fernseher oder im Bett zu verbringen, hätte nur eine geringe oder keine positive Wirkung. Verbindest du jedoch den frühen Start in den Tag mit einer athletischen Verhaltensweise, beispielsweise einer morgendlichen Trainingseinheit oder der Zubereitung einer nährstoffreichen, naturbelassenen Mahlzeit, so kann sie zu einer enormen Bereicherung für dein Leben werden, die deine Begeisterung für den athletischen Lebensstil massiv zu fördern imstande ist.

Statt jeden Abend aufs Neue Stunde um Stunde vor dem Fernseher totzuschlagen, gewöhnst du es dir auf diese Weise an, früher ins Bett zu gehen und am frühen Morgen voller Elan aufzustehen, um an deiner körperlichen Entwicklung, Fitness und Gesundheit zu arbeiten. Sobald du es dir zur Gewohnheit machst, entgegen deines inneren Schweinehundes schon in der Früh und mit körperlicher Aktivität gekoppelt in den Tag zu starten, wird davon zunehmend dein ganzer Tagesablauf profitieren. Du wirst mehr Energie haben, zufriedener und zugleich motivierter sein.

Besonders wenn du dich bisher eher zu den Langschläfern gezählt hast und das abendliche Fernsehprogramm bis Mitternacht oder gar länger für dich zur Routine geworden ist, fordere ich dich heraus: Stehe 30 Tage lang früher auf und starte mit einer athletischen Verhaltensweise in den Tag, beispielsweise einem Spaziergang, einer kleinen Sporteinheit wie Yoga, Pilates, Animal Movements, Joggen, Fahrradfahren, Mobilitätsübungen oder auch nur einem Spaziergang an der frischen Luft.

Die Art der Bewegung bleibt dir überlassen. Ebenso möchte und kann ich keine exakte Zeit zum Aufstehen empfehlen, denn das hängt mit den Rahmenbedingungen zusammen, die dir zum Teil dein Alltag vorgibt. Entscheidend ist also nicht, *wann genau* du aufstehst. Sondern schlicht die Tatsache, *dass du früher aufstehst und dich bewegst*. Das ist der Kern der Sache, denn es erfordert zunächst einiges an Disziplin, früher ins Bett zu gehen, früher aufzustehen, der anfänglichen Müdigkeit zu trotzen und den Allerwertesten hochzukriegen, statt im Bett zu verweilen. Doch keine Sorge, du wirst dich daran gewöhnen und vielleicht wirst du es dann auch nicht mehr missen wollen.

Möglicherweise entscheidest du dich allerdings nach den 30 Tagen dafür, doch wieder etwas später aufzustehen. Das ist egal, solange du der Sache 30 Tage lang die Chance gegeben hast, seine positiven Effekte zu entfalten. Das heißt: Wenn du dich entschließt, diese Challenge durchzuführen, dann zieh sie für die vollen 30 Tage durch. In der Anfangszeit wird sich nämlich höchstwahrscheinlich der innere Schweinehund allerlei Ausreden einfallen lassen, schon frühzeitig aufzugeben. Doch er ist eine Ausgeburt der Trägheit und versucht dich deswegen lediglich auf raffinierte Weise zu alten Gewohnheiten zurückzuziehen. Selbst wenn du also zwischendurch an manchen Tagen den Sinn der Sache aus den Augen verlierst, dann zieh es trotzdem durch und entscheide über die Sinnhaftigkeit danach.

4.2 Belebende Kälte

Eine weitere Möglichkeit, der Trägheit zu trotzen und den inneren Schweinehund zu überwinden, ist das kalte Duschen, denn es holt dich aus deiner Komfortzone. Es ist genau diese Komfortzone, dieses Verlangen nach Gemütlichkeit, das deinen Körper mit überschüssigem Fett bestückt hat. Wenn du schlanker werden willst, musst du zwangsläufig deine Komfortzone verlassen. Es gibt keinen leichten Weg, keine Abkürzung, keinen Trick für einen schlanken, fitten und gesunden Körper. Du musst dafür arbeiten und das Verlassen der eigenen Komfortzone ist mit Sicherheit eine der schwersten Arbeiten überhaupt. Doch wenn du dich überwindest und deine Komfortzone immer häufiger verlässt, wirst du regelrecht aufblühen, ungeahnte Energien freisetzen und dich paradoxerweise wesentlich wohler fühlen. Denn das vermeintliche „Wohlgefühl" der Trägheit ist nichts als Fassade. Ein trüber Schatten wahrer Erfüllung, stets begleitet von innerer Unzufriedenheit. Menschen wollen wachsen und das geschieht stets außerhalb unserer Komfortzone.

Wenn du das Wasser in der Dusche auf „kalt" stellst, wirst du einen inneren Widerwillen spüren. Du wirst dich dabei nicht wohl fühlen. Doch das kalte Wasser kann auch belebend sein. Es erfrischt dich, holt dich aus dem Dämmerschlaf und gibt dir einen Energiekick. Während es den Körper weckt, reinigt es zugleich auch den Geist, schafft Ordnung in deinem Kopf. Denn es ist nahezu unmöglich, alltägliche Verpflichtungen, Probleme oder Termine gedanklich durchzuspielen, während der Körper dem eiskalten Wasser ausgesetzt ist. In diesem Augenblick wirst du ganz und gar in der Gegenwart sein, sodass deine Gedanken zur Ruhe kommen und automatisch Ordnung im Kopf entsteht – ein befreiendes Gefühl.

Überwinde dich 30 Tage lang, jeden Morgen kalt oder zumindest wechselwarm zu duschen. Beginne ruhig mit einer gemäßigten Temperatur und reduziere sie dann während des Duschens schrittweise, um den Körper an die Kälte zu gewöhnen. Jede Dusche sollte jedoch mit kaltem Wasser enden. Die Dauer des Duschens kannst du selbst bestimmen und nach eigenem Ermessen steigern.

Nachdem es dir anfangs vermutlich sehr schwer fällt, wirst du mit der Zeit die Frische, die Lebendigkeit und den Tatendrang nach einer kalten Dusche lieben lernen. Das ist eine Eigenheit der Komfortzone. Sie zu verlassen, fällt verdammt schwer. Ist man jedoch einmal draußen, fangen Veränderungen und Herausforderungen an, Spaß zu machen.

4.3 Zurück zur Natur

Der athletische Lebensstil, die Wiederentdeckung der Leidenschaft für Bewegung und physische Herausforderungen, stellt eine Rückkehr zu den Wurzeln der menschlichen Existenz dar. Zum natürlichen Lebensstil, für die der Mensch geschaffen wurde. Freie, vielseitige Bewegung liegt uns in den Genen, in unseren Instinkten. Wir können uns noch so sehr hinter Designer-Taschen und Anzügen verstecken – eine animalische, ungezähmte Seite, die uns zur Bewegung in die freie Natur locken will, bleibt uns stets erhalten. Irgendwo tief im Inneren hat jeder von uns das Bedürfnis, die Natur zu genießen und sich in ihr zu entfalten. Buchst du deinen Urlaub nicht auch am liebsten am Meer oder in den Bergen mit einer möglichst schönen Aussicht? Wo glaubst du dich am besten erholen zu können? In der Großstadt oder im Wald, auf der Heide, am See, Fluss oder Meer, auf einem Berg? Wo der Großstadtlärm verstummt und wir stattdessen der Natur, dem Vogelgesang, Wind und Rascheln von Blättern lauschen können, fühlen wir uns wohl und erfüllt.

Deshalb möchte ich dich dazu anregen, für die nächsten 8 Wochen wenigstens einmal pro Woche raus auf das Land in die freie Natur zu fahren. Verbinde den Ausflug ruhig mit körperlichen Aktivitäten. Gehe wandern, klettere auf Bäume, trage, ziehe, werfe Baumstämme oder Äste, übe ein wenig Yoga, Animal Movements, Mobilitäts-, Flexibilitäts- oder Körpergewichtsübungen, sprinte auf einen Hügel, nimm ein Springseil mit oder spiele mit deinen Kindern, deinem Partner oder mit Freunden Federball. Was du machst, ist eigentlich egal, solange es dir gefällt. Geh in die Natur und bewege, ja entfalte dich in ihr. Es liegt in deinen Genen.

Viele Menschen glauben daran, nicht die Zeit für regelmäßige Ausflüge in die Natur zu haben. Nun, ich weiß nicht, wie dein Terminplan aussieht. Aber ich kann dir versprechen, dass ein Nachmittag in der freien Natur - und damit meine ich keine überfüllten Badeseen in einer Großstadt, sondern wirklich das ruhige, wildere Umland – deine Erholung vom Arbeitsstress der Woche um ein Vielfaches besser fördert als die Abendstunden vor dem Fernseher.

4.4 In der Ruhe liegt die Kraft

Kleine Erinnerung: Zur körperlichen Aktivität gehört stets auch die Regeneration, erst dann wird daraus ein nachhaltiger Lebensstil. Erhöhst du durch athletische Aktivitäten das Maß an alltäglicher Belastung für deinen Körper, so gilt es parallel dazu für ausreichend Ruhezeit und Regeneration zu sorgen.

Einfach des Abends vor dem Fernseher zu sitzen, ist dafür jedoch suboptimal, denn im alltäglichen Leben prasseln schon genügend Informationen auf uns ein. Das Stresslevel des modernen Menschen ist durch die Informationsflut enorm hoch und Fernseher, Smartphones sowie Computer tragen das Ihrige dazu bei.

Lerne, sie abzuschalten, nichts zu tun und die Ruhe zu genießen. Das können nur sehr wenige Menschen. Die Meisten von uns brauchen eine gewisse Geräuschkulisse, denn sobald sie mit ihren Gedanken allein sind, bleibt ihnen nichts Anderes übrig, als sich und ihr Leben zu hinterfragen. Kritische Reflexion kann jedoch auch unangenehme Einsichten liefern und dem will man sich manchmal entziehen. Also laufen Fernseher, Radio, Computer, Handy im Dauerbetrieb und es befinden sich stets Menschen zum „Geräuschemachen" in der Nähe.

Doch auf Dauer macht das krank. Temporäre Einsamkeit kann sehr regenerativ und für das körperliche wie auch geistige Wohlbefinden wichtig sein. Ebenso bedeutend für unsere physische wie psychische Gesundheit und Weiterentwicklung ist das Sozialleben. Gesund und ausgeglichen können wir demnach nur sein, wenn wir lernen, eine gesunde Balance zwischen Einsamkeit und Sozialleben herzustellen.

In der heutigen Zeit heißt das: Zieh dich ab und an auch mal zurück, stell die Nebengeräusche aus und genieße die Stille. Lasse den Gedanken freien Lauf, betrachte sie distanziert und gelassen. Spinn sie nicht weiter, sondern beobachte nur. Sei da. Ohne Plan.

Genau das geschieht in der Meditation. Man nimmt eine stabile Haltung ein, atmet tief, gleichmäßig und ruhig ein und beobachtet neutral die eigenen Gedanken, ohne sie zu ergreifen.

Für den Anfang empfehlenswert ist es, sich ganz entspannt hinzulegen. Schultern von den Ohren weg, die Arme spannungslos neben dem Körper. 15-30 Minuten sind vollkommen ausreichend. Wenn du dabei in der Anfangszeit manchmal einschläfst, ist das nicht weiter schlimm. Ein Nickerchen kann ebenfalls sehr regenerativ sein. Nimm dir die Zeit und Sorge für Stille in deinem Leben. Für 30 Tage wenigstens einmal täglich. Selbst, wenn du gerade kaum Zeit hast. Oder genauer gesagt: Besonders dann. Je stressiger dein Leben gerade ist, desto wichtiger ist es, die Gedanken zur Ruhe kommen zu lassen. Das sorgt für einen klaren Verstand und fördert die Regeneration des Körpers.

4.5 Das Abenteuer ruft

Mit zunehmendem Alter erstarrt das Leben vieler Menschen in Routinen. Wenn wir ehrlich sind, unterschieden sich die meisten Tage kaum voneinander. Oft tun, sehen und denken wir fast das Gleiche wie am Vortag. Wir nennen das „Alltag". Während in jüngeren Jahren zumindest am Wochenende der Raum für Neues genutzt wurde, sind die Tage mit dem Alter zunehmend vorhersehbar und durchgeplant. Es ist kein Zufall, dass parallel dazu auch das Lernen allmählich eingestellt wird. Irgendwann bleiben viele Menschen in ihrer Entwicklung stehen, gelähmt durch alltägliche Verpflichtungen und Stress.

Diese beiden Prozesse hängen eng zusammen. Denn lernen heißt, sich für Neues zu öffnen. Wer aber in alltäglichen Routinen und der eigenen Komfortzone erstarrt, kann sich auch nicht nennenswert weiterentwickeln. Es fehlen neue Reize, neue Herausforderungen, neue Widerstände – ein Nährboden für die Trägheit. Ist es da noch verwunderlich, dass auch die Bewegungsfaulheit parallel dazu wächst? Legen wir doch mal die Karten auf den Tisch: Mit zunehmendem Alter werden viele Menschen bequemer – und schieben es auf das Altern an sich. Der Körper sei nicht mehr das, was er einmal war. Er brauche mehr Ruhe und Regeneration.

Das ist auch in der Tat eine Folge des Alterns – die Robustheit des Körpers nimmt ab. Doch je mehr wir uns schonen, desto schneller verläuft dieser Prozess. Trägheit beschleunigt das Altern und wer nicht aufpasst, wird in einen Teufelskreislauf gezogen. Während es also mit zunehmendem Alter sehr wohl wichtiger wird, sich Auszeiten zu nehmen und auf die Gesundheit und Erholung des Körpers zu achten, sollte im Gegenzug umso mehr darauf geachtet werden, ein gesundes Bewegungspensum zu absolvieren und auch geistig offen und lernbereit zu bleiben. Denn das hält uns auf Dauer frisch und vital.

Deshalb gilt es im Durcheinander des Alltags *unabhängig vom Alter* Raum für Neues zu schaffen. Den Alltagstrott von Zeit zu Zeit zu verlassen und somit geistig flexibel und dynamisch zu bleiben. Du weißt bereits, wie ungemein wichtig die Mentalität für einen schlanken Körper ist und die Offenheit für Neues, Lernbereitschaft, der Wille, sich weiterzuentwickeln – das sind elementare Bestandteile einer athletischen Mentalität, die einen nachhaltig schlanken Körper begünstigt. Jeder dieser Herausforderungen hat somit viel mehr mit einem schlanken Körper zu tun, als dies auf dem ersten Blick den Anschein haben mag. Hinter jeder Challenge steckt ein Teil der Mentalität, die für einen nachhaltig schlanken Körper dauerhaft sehr hilfreich ist. Durch die Begrenzung einer Challenge auf einen kurzen Zeitraum erhältst du die Möglichkeit, Einblicke in diese neuen Denk- und Verhaltensweisen zu gewinnen und am Ende ungezwungen entscheiden zu können, ob du sie dauerhaft annehmen möchtest oder nicht.

So steckt auch hinter der Abenteuerlust und der Bereitschaft, den alltäglichen Trott zu verlassen, eine Mentalität, die dauerhaft gelebt werden kann. Aber zunächst einmal gilt es anhand praktischer Erfahrungen festzustellen, ob das überhaupt eine praktikable Form des Lebens ist. Lässt sich dieser Teil der Mentalität dauerhaft in dein Leben integrieren? Worte und Bekundungen spielen hierbei keine Rolle, denn es ist das Unterbewusstsein, das überzeugt werden muss. Du erinnerst dich: Wir müssen spüren, dass eine neue Verhaltensweise gut für uns ist, um motiviert zu bleiben und langfristig nicht nur von der Disziplin zu zehren. Deshalb fordere ich dich für die nächsten 30 Tage heraus: Unternimm wenigstens einmal in der Woche etwas Neues.

Besuche neue Orte. Probiere Aktivitäten aus, die du bisher noch nicht kanntest. Wir haben das ungemeine Glück, in einer Zeit zu leben, in der wir vergleichsweise sehr frei entscheidend können und zudem Unmengen an Möglichkeiten haben. Nutze sie! Erkunde, erforsche, entdecke. Bleib offen und plane nicht alles minutiös voraus. Die besten Erlebnisse kommen überraschend. Wenn wir dem Zufall die Möglichkeit zur Entfaltung einräumen.

5 Smartes Training – Das Fundament legen

Neben der Mentalität und dem Lebensstil ist das richtige Training für den nachhaltigen Fettabbau eine wichtige Komponente und sein Fehlen eine Ursache dafür, dass viele Diäten scheitern. Oftmals wird nämlich die Ernährung als das Nonplusultra des Fettabbaus angepriesen, während dem Training nur eine Nebenrolle zugeschrieben wird. Doch auch wenn die Ernährung zweifellos einen wichtigen Einfluss auf den Fettabbau hat, stellt die Herabwürdigung des Trainings nur eine oberflächliche Sicht der Dinge dar. Eine vielfach bewährte Kombination aus Kraft- und Ausdauertraining sorgt unter anderem dafür, dass:

> ➤ dein Stoffwechsel beschleunigt und infolgedessen sogar in Ruhephasen mehr Energie verbraucht wird.
> ➤ deine Muskeln vor dem Abbau geschützt werden, wodurch dein Energieverbrauch hoch bleibt.
> ➤ du automatisch deutlich motivierter bist, dich gesund und ausgewogen zu ernähren.

Warum diese Punkte so wichtig sind, werden wir bei der Vorgehensweise eines gezielten Fettabbau-Trainingsplanes im nächsten Kapitel noch genau besprechen. Deshalb möchte ich dir an dieser Stelle vorab nur eine kurze, zusammenfassende Erklärung der drei Punkte geben, damit du verstehst, warum ein smartes Trainingsprogramm viel wichtiger für eine *nachhaltige* Fettverbrennung ist, also oftmals angenommen.

Punkt 1 – Stoffwechselbeschleunigung: Eine Diät funktioniert langfristig nur dann, wenn die Stoffwechselaktivitäten des Körpers erhöht oder zumindest erhalten werden. Denn um seine aus evolutionärer Sicht wichtigen Fettdepots zu schützen, fährt der Körper im Falle eines länger andauernden Kaloriendefizits seinen Energieverbrauch herunter. Die Folge: Die Kalorienzufuhr muss immer weiter reduziert werden. Ein Spiel, dass nur kurzfristig betrieben werden kann und sehr häufig im Jojo-Effekt mündet. Beim Fettabbau heißt die oberste Devise daher zunächst: **Verbrennen** statt hungern. Die *gezielte* Reduktion der Kalorien ist der letzte Pfeil in unserem Köcher, gedacht für die letzten und hartnäckigsten Pfunde auf den Rippen.

Punkt 2 – Muskelschutz: Der Muskelabbau ist eine weitere Möglichkeit des Körpers, seinen Energieverbrauch zu reduzieren. Muskeln sind energetisch gesehen sehr kostspielig. Bei einer länger andauernden Diät können sie abgebaut werden, um den Energieverbrauch zu reduzieren. Es ist das gleiche Spiel wie bei der Stoffwechselverlangsamung. Das Ergebnis: In vielen Fällen Jojo-Effekt. Um die Muskeln zu schützen, ist seriöses Krafttraining nötig. Einfach gesagt: Der Körper muss spüren, dass sämtliche Muskeln **gebraucht werden**. Zu diesem Zweck geht nichts über kluges Krafttraining mit der Langhantel.

Punkt 3 – Motivation: Wenn du anfängst, dich im Studio abzurackern und regelmäßig Ausdauertraining zu betreiben, zu schwitzen und immer wieder deinen Schweinehund zu überwinden, wirst du ganz automatisch motivierter sein, diese Bestrebungen durch den richtigen Treibstoff zu unterstützen. Eine zuckerreiche, Fast-Food-dominante Ernährung kann nämlich sehr negative Auswirkungen auf die Leistungen im Studio und auf die Entwicklung des Körpers haben. So verleiht sie das Gefühl, das harte Training wäre umsonst. Kraft- und Ausdauertraining können zwar sehr viel Spaß machen, doch nicht, wenn du ständig unterhalb deiner eigentlichen Leistungsfähigkeit trainierst, weil dein Körper schlicht nicht den richtigen Treibstoff bekommt und immer wieder Energietiefs erlebt. Das Ergebnis regelmäßigen Trainings: Du gewinnst *zusätzliche* Motivation dafür, deine Ernährung umzustellen, sodass sie deine körperliche Leistungsfähigkeit, Entwicklung und Gesundheit unterstützt. Ein niemals zu unterschätzender Aspekt, denn bei der Ernährung wie auch beim Training ist die Motivation das A und O.

Du siehst: Training ist ein sehr wichtiges Element zur Unterstützung des Fettabbaus und vor allem, um ihm die nötige Nachhaltigkeit zu verleihen. Das vergessen die „Medien-Diäten" oft, mit dem Ergebnis, dass schon sehr viele Menschen reihenweise Diäten ausprobiert haben, ohne je nachhaltig schlanker geworden zu sein. Es gibt zwar durchaus Beispiele von Menschen, die nur mittels Ernährungsoptimierung abgenommen haben, doch das sind Ausnahmen. Ein solches Vorgehen funktioniert in der Regel auch nur dann, wenn ohnehin nur wenige Pfund abgenommen werden sollen – wenn also lediglich ein kurzfristiges Vorgehen erforderlich ist. Je länger der Fettabbau andauert, desto wichtiger wird es, ihn durch Training zu ergänzen, damit die Ergebnisse von nachhaltiger Natur sind.

Mit gezieltem Kraft- und Ausdauertraining kannst du also einerseits schneller abnehmen und andererseits die Gefahr des Jojo-Effekts minimieren.

Dass Training wichtig ist, bleibt also unbestreitbar. Doch entscheidend ist auch die Art des Trainings. Ich habe bereits die wichtigen Begriffe *Kraft-* und *Ausdauertraining* genannt. Denn Aerobik oder Yoga helfen dir nur wenig beim nachhaltigen Gewichtsverlust. Versteh mich nicht falsch, jede Bewegung ist schon aus gesundheitlicher Sicht besser als keine Bewegung und ich praktiziere selbst gerne Yoga, um Körperbeherrschung, Beweglichkeit und stabilisierende, tiefliegende Muskeln zu trainieren. Doch für den gezielten, nachhaltigen Fettabbau ist die Kombination aus seriösem Krafttraining und klugem Ausdauertraining unerreicht.

Bevor wir den Fettpolstern im sechsten Kapitel gezielt zu Leibe rücken, beginnen wir damit, ein solides Fundament des Kraft- und Ausdauertrainings aufzubauen. Gezieltes Fettabbau-Training ist nämlich für Einsteiger ungeeignet. Denn Trainingsanfänger sollten sich zunächst unabhängig anderweitiger Zielsetzungen den Grundlagen widmen – den Bewegungsapparat an die Belastung gewöhnen, wichtige Grundübungen erlernen und ein Gefühl für den eigenen Körper bekommen. Für deine nachhaltige Entwicklung ist ein guter Einsteiger-Trainingsplan, der sich auf die Grundlagen konzentriert, daher von größter Wichtigkeit.

Wer einen solchen Grundlagenplan absolviert, zugleich aktiver lebt und die Ernährungsprinzipien aus Kapitel 7 umsetzt, wird nebenbei im Laufe der Zeit auch Fett verbrennen und Muskelmasse aufbauen. Das sind willkommene Nebeneffekte, aber weder Zielsetzung noch Sinn der Bestrebungen eines klugen Trainingseinsteigers. Wer der Ungeduld verfällt und schon in der Anfangszeit intensive Fettabbau-Trainingspläne absolviert, ohne die Grundlagen verinnerlicht, den Bewegungsapparat präpariert und die Übungen sauber eingeübt zu haben, wird diese Kurzsichtigkeit mitunter teuer bezahlen müssen. In solchen Fällen treten zumeist spätestens nach ein paar Monaten erste Schmerzen, Verspannungen und Wehwehchen auf, während die Weiterentwicklung ohne ersichtlichen Grund allmählich stagniert. Schlimmstenfalls entstehen schwere oder chronische Verletzungen. Deshalb rate ich dir dringend, einen nachhaltigen Weg einzuschlagen und es mit dem gezielten Fettabbau nicht zu überstürzen. Wenn du ein Trainingsanfänger bist, solltest du auch entsprechend trainieren.

Grundsätzlich gibt es verschiedene Ansätze, in das Kraft- sowie Ausdauertraining einzusteigen. Der *Nachhaltig Schlank* Ansatz des Einsteiger-Trainings ist in seiner Zusammensetzung eher unkonventioneller Natur. Denn er dreht sich nicht nur darum, die körperliche Grundlage für gezieltes Fettabbau-Training zu legen, sondern zusätzlich verstärkt darum, deine Leidenschaft für Training, Fitness und Bewegung zu wecken. Das ist ein wesentlicher Teil der athletischen Mentalität und damit zentrales Element des in diesem Buch vorgestellten Ansatzes zur nachhaltigen Körperfettreduktion.

Während gute Einsteigerpläne für gewöhnlich sehr schnörkellos gehalten sind, weichen wir ganz im Sinne der Motivation von dieser theoretischen Idealvorstellung etwas ab und bringen mehr Abwechslung und vor allem Herausforderungen in den Trainingsplan. Zugleich wird der Einsteigerplan dieses Buches vermehrt Ausdauertraining einbeziehen, denn das fördert die Regenerationsfähigkeit des Körpers und sorgt dafür, dass zukünftig intensiver trainiert werden kann. Kurzum die perfekte Grundlage für das im weiteren Verlaufe vorgestellte Fettabbau-Training.

Wenn du kein Einsteiger mehr bist, kannst du dieses Kapitel überspringen. Als Gradmesser für dich: Dies ist der Fall, wenn du beim Kreuzheben mit 100 kg wenigstens eine Wiederholung schaffst und ohne Probleme mindestens eine halbe Stunde am Stück Joggen kannst. Wenn das noch nicht der Fall ist, du aber trotzdem schon Trainingserfahrungen gesammelt hast, rate ich dir dazu, dir den Einsteigerplan gründlich anzuschauen und dann zu überlegen, in welcher Phase des Planes du deinem Leistungsniveau entsprechend am besten einsteigen kannst. Dabei gilt grundsätzlich: Lieber einen kleinen Schritt zurückgehen und die Grundlagen weiter festigen, als sich selbst zu überschätzen und zu hoch einzusteigen.

5.1 Voraussetzungen

In jüngster Vergangenheit erfreuen sich gerätefreie Trainingspläne größerer Beliebtheit, weil sie so wunderbar einfach durchzuführen sind. Auch wenn sich dem sogenannten Körpergewichtstraining durchaus zurecht etwas abgewinnen lässt, liefert es schlicht keine vergleichbar guten Ergebnisse für einen schlanken, durchtrainierten Körper. Natürlich wusstest du bereits mit dem Kauf des Buches aus der Beschreibung, dass beim Trainingsprogramm vorwiegend die Langhantel zum Einsatz kommt. Doch ich möchte diesen Umstand an dieser Stelle noch kurz begründen. Das durch wesentliche Körpergewichtsübungen ergänzte Langhanteltraining hat entscheidende Vorteile, darunter:

- Leichtere Skalier- und Steigerbarkeit
- Effektivere Wachstumsreizsetzung der Muskulatur
- Besserer Muskelschutz beim Fettabbau
- Vorteile beim Fettabbau hinsichtlich der Erzeugung eines Nachbrenneffekts
- Höchster Effektivitätsgrad für das Training der Beine

Die Liste ließe sich natürlich fortführen, während es auf der anderen Seite ohne Zweifel auch Argumente für das gerätefreie Training gibt. Doch schlussendlich bleibt eine simple Tatsache: Kluges Kraft- und Ausdauertraining unter dem Einsatz fundamentaler Ausrüstungsgegenstände ist dem gerätefreien Training beim *nachhaltigen* Fettabbau und Muskelaufbau überlegen. Das gerätefreie Training lässt sich zwar gut verkaufen. Aber wenn du einen schlanken, durchtrainierten Körper haben willst, ist es wesentlich effektiver, auch grundlegende Langhantelübungen in dein Training einzubeziehen.

Die vielen Covermodels mit den durchtrainierten, schlanken Körpern betreiben nicht ohne Grund beinahe ausnahmslos Kraft- und Ausdauertraining im Studio oder Home Gym. Vorzeigeathleten des Körpergewichtstrainings haben ihre durchtrainierten Körper in den allermeisten Fällen durch ergänzendes Hanteltraining aufgebaut oder zumindest die entscheidende Grundlage damit geschaffen.

Für die Trainingspläne dieses Buches ist daher ein kleines, auf das Wesentliche beschränktes Home Gym oder der Zugang zu einem Studio notwendig. Das ist vielleicht nicht so bequem, wie einfach ohne jedes Gerät zu trainieren, doch es ist signifikant effektiver.

Alle Trainingspläne dieses Buches konzentrieren sich auf die elementaren Grundübungen. Das bringt einerseits die besten Ergebnisse und ermöglicht es andererseits denjenigen, die kein Studio in ihrer Nähe haben oder nicht die nötige Anfahrtszeit dafür aufbringen wollen, unter geringem finanziellen Aufwand ein passendes Home Gym einzurichten. Kurz gesagt: Es braucht lediglich eine Langhantel mit ein paar Gewichten, eine Ablage für die Hantel (hier tun es zur Not auch stabile Gerüstböcke), eine Bank sowie eine Möglichkeit für Klimmzüge und

Dips. Kleinere Ergänzungen wie z.B. Kraftbänder zum Erlernen von Klimmzügen und Dips können eine weitere Hilfe darstellen, ohne finanziell allzu sehr ins Gewicht zu fallen.

Darüber hinaus sind die Trainingspläne dieses Buches sowohl für Männer als auch für Frauen bestens geeignet, um einen nachhaltig schlanken, fitten Körper aufzubauen.

Der Einsteigerplan, den du in diesem Kapitel kennenlernen wirst, wurde so konzipiert, dass die meisten Menschen damit direkt loslegen können. Doch in einzelnen Fällen kann es vorkommen, dass die physischen Voraussetzungen noch nicht erfüllt sind, um mit den grundlegenden Kraftübungen sinnvoll ins Training einsteigen können. Als kleine Orientierungshilfe für dich: Um mit diesem Plan zu beginnen, solltest du in der Lage sein, wenigstens 15 Kniebeugen mit der leeren Hantelstange zu absolvieren. Wenn du weniger als 15 aber mehr als 5 Kniebeuge schaffst, reichen 2-3 Wochen Vorbereitung, in denen du jeden Tag oder jeden zweiten Tag nach eigenem Ermessen einige Kniebeugen ausführst, zumeist vollkommen aus.

Wenn du bisher noch keine Kniebeugen schaffst, ist das jedoch kein Grund zur Sorge. Es erfordert nur ein wenig gezielte Vorarbeit, um schon bald mit dem Einsteigerplan dieses Buches beginnen zu können. Wie genau diese Vorarbeit aussieht, erkläre ich dir am Ende dieses Kapitels im Abschnitt „Häufig gestellte Fragen". Du wirst sehen: Mit einigen gezielten, simplen Schritten wirst du schon sehr bald mit dem Einsteigerplan weiterarbeiten können.

Das sind also die beiden wesentlichen Voraussetzungen, wenigsten 15 Kniebeuge mit der leeren Hantelstange und Zugang zum grundlegendsten Trainingsequipment.

Davon abgesehen ist natürlich klar, dass das Training mit der Langhantel erst ab 18 Jahren durchgeführt werden und man sich vor dem Beginn von einem fachkundigen Arzt untersuchen lassen sollte, um eventuelle gesundheitliche Einschränkungen festzustellen. Das übliche Zeug eben, das Autoren und Trainer verpflichtet sind zu erwähnen.

5.2 Trainingsparameter

Um einen Trainingsplan zu verstehen, gilt es die einzelnen Parameter zu kennen: Wiederholungen, Sätze und Pause.

> **Wiederholungen:** beschreibt die Anzahl der Durchläufe einer speziellen Bewegung ohne Pause - wer 10 Klimmzüge am Stück ausführt, hat also entsprechend „10 Wiederholungen" absolviert

> **Sätze:** ein Satz beinhaltet alle Wiederholungen, die ohne Pause in einem Durchgang ausgeführt werden

> **Pause:** zwischen zwei Sätzen einer Übung wird zu Regenerationszwecken eine kleine Pause eingelegl

Nehmen wir an, in einem Trainingsplan sind die Parameter wie folgt gegeben:

Sätze	Wiederholungen	Pause
3	10	2 min

Das bedeutet nichts Anderes als dass drei Sätze zu *jeweils* zehn Wiederholungen absolviert und zwischen den Sätzen *jeweils* zwei Minuten lang pausiert werden soll. Wenn die Pausenzeit mit „0" angegeben ist, so wird nach einem Satz direkt mit einem weiteren Satz der nächsten Übung fortgefahren.

Beispielsweise könnte ein Workout wie folgt aussehen:

Übung	Sätze	Wiederholungen	Pause
Kniebeugen	3	10	0
Liegestütze		10	0
Klimmzüge		10	3 min
Beinheben	3	10	1 min

In einem solchen Workout würdest du also 10 Kniebeuge, 10 Liegestütze und 10 Klimmzüge hintereinander absolvieren, 3 Minuten pausieren und zwei weitere solcher Durchgänge ausführen, ehe du zum Beinheben übergehst.

Einen vierten Parameter stellt das verwendete **Trainingsgewicht** dar. Sofern nicht anders angegeben, sollte dieses stets *näherungsweise* so gewählt werden, dass du damit die geforderte Anzahl an Wiederholungen schaffst. Keine Sorge, du wirst deine Trainingsgewichte sehr schnell präzise einschätzen lernen. Davon abgesehen ist es *nicht* nötig, die vorgegebenen Parameter *exakt* einzuhalten. Wenn dort also 10 Wiederholungen stehen und du 8 oder 12 Wiederholungen ausführst, ist das überhaupt kein Problem! Denk immer daran: Detailversessenheit führt schnell zur Überforderung und damit einhergehend zum Verlust der Motivation. Erschaffe keine Probleme, wo es eigentlich keine Probleme gibt. Ein Trainingsplan ist stets nur ein grobes Gerüst, an dem du dich orientieren kannst. Keine exakte Anleitung, die akribisch genau durchgeführt werden soll. So funktioniert der Körper ohnehin nicht. Seine Leistungsfähigkeit richtet sich stets nach der Tagesform. An manchen Tagen schaffst du mehr, an anderen weniger. Nimm es gelassen und habe keine Angst, „etwas falsch zu machen". **Krafttraining ist eine Entdeckungsreise**, bei der du lernst, entsprechend deiner Tagesform die Trainingsparameter *intuitiv* zu wählen.

Den fünften und letzten Trainingsparameter bildet das **Tempo**. Im Sinne der Einfachheit empfehle ich dir, das Tempo rein intuitiv zu gestalten. Mancher Trainingsplan gibt zwar genaue Werte für das Übungstempo vor, doch das ist speziell in der Anfangszeit für deine Fortschritte irrelevant. Achte einfach darauf, das Gewicht *kontrolliert* zu bewegen. Mit der Zeit kannst du intuitiv mit dem Tempo spielen, mal langsamer und mal explosiv trainieren. Das ist eine angenehme Abwechslung und hilft dir dabei, deinen Körper besser kennenzulernen.

5.3 Technik

Die Nachhaltigkeit des Trainings wird maßgeblich beeinflusst von der korrekten Technik. Dabei gilt es in aller erster Linie darauf zu achten, die einzelnen Bewegungsabläufe einer Übung beherrschen zu lernen. Zu den Bewegungsabläufen der in diesem Buch verwendeten Grundübungen findest du in der Online-Sektion genaue Anleitungen, die du verinnerlichen und anwenden kannst. Der Trainingsplan wurde so konzipiert, dass er dir genügend Zeit zum Erlernen der wichtigen Übungen einräumt. Denn natürlich ist das Erlernen der Technik wichtig zur Verletzungsprävention, wenn mit zunehmender Erfahrung größere Zusatzgewichte verwendet werden. Dennoch solltest du nicht dem Irrtum erliegen, die Übungen schon am Anfang *perfekt* beherrschen zu müssen. Das ist *unmöglich*! Dafür kannst du noch gar nicht die Koordination haben, denn das braucht Zeit und Übung. Selbst fortgeschrittene Athleten können ihre Technik noch immer verfeinern. Es geht also darum, schon am Anfang damit zu *beginnen*, die Technik der Übungen zu *erlernen*, wichtige Schritte der Ausführung zu erfassen und fortwährend zu versuchen, die eigene Technik zu verbessern. Während die Trainingsgewichte steigen, verbesserst du auf diese Weise deine Bewegungskoordination und damit deine Technik.

Grundsätzlich können wir die Bewegungsmuster der Übungen in eine exzentrische und eine konzentrische Phase unterteilen. Die exzentrische Phase ist der Teil der Bewegung, bei dem die Last – ob nun die Hantel oder der eigene Körper – in Richtung der Schwerkraft bewegt wird. Wenn du bei einer Kniebeuge also nach unten gehst, die Knie beugst, so stellt das die exzentrische Phase dar. Die konzentrische Phase ist das genaue Gegenteil davon, nämlich die Bewegung der Last entgegen der Schwerkraft. Die konzentrische Phase eines Klimmzugs ist also der Teil der Bewegung, bei dem du dich nach oben zur Stange ziehst. Wichtig zu wissen ist, dass bei der exzentrischen Phase der Bewegung gleichmäßig ein- und bei der konzentrischen Phase ausgeatmet wird. Es gibt für fortgeschrittene Athleten zwar verschiedene Atemmuster mit gezieltem Luftanhalten zur Leistungssteigerung, doch die können gerade für unerfahrene Sportler gefährlich werden und zur Pressatmung, gegebenenfalls sogar zum kurzzeitigen Verlust des Bewusstseins führen. Daher gilt es *möglichst gleichmäßig zu atmen*.

Weiterhin empfehle ich dir von Anfang an darauf zu achten, beim Übergang von der exzentrischen zur konzentrischen Bewegungsphase, also wenn die Last den niedrigsten Punkt erreicht hat, die Bewegung für einen ganz kurzen Augenblick zu pausieren. Das stellt sicher, dass die Arbeit auch wirklich von den Muskeln verrichtet und nicht durch Auftreten einer Reaktivkraft reduziert wird. Gut beobachten kannst du das Phänomen bei Liegestützen, wo diese Pause sehr häufig weggelassen und dadurch die muskuläre Arbeit verringert wird. Dadurch schafft man zwar mehr Wiederholungen, reizt die Muskeln jedoch weniger. Ein gutes Beispiel dafür, wie technische Schummeleien dem Ego einen kurzfristigen Kick geben können, den Körper jedoch weniger effektiv und nachhaltig trainieren.

5.4 Die Struktur eines Workouts

Damit ein Workout sowohl bestmögliche Ergebnisse liefert als auch die nachhaltige Entwicklung und Gesundheit des Athleten in die Gleichung einbezieht, gilt es die folgende Basis-Struktur einzuhalten:

> ➢ Schritt 1: Warm-up
> ➢ Schritt 2: Techniktraining
> ➢ Schritt 3: Hauptworkout
> ➢ Schritt 4: Cool-Down

5.4.1 Warm-up

Das Warm-up dient dazu, sowohl Körper als auch Geist auf die bevorstehende Belastung vorzubereiten. Der menschliche Körper benötigt eine gewisse Erwärmung, um optimale Leistung zu erbringen. Kaltstarter arbeiten nicht nur unter ihrem Potenzial, sondern riskieren besonders bei der Verwendung größerer Zusatzgewichte Verletzungen. Daher sollte der Körper vor der eigentlichen Belastung stets erwärmt werden.

Da beim Krafttraining die Konzentration eine enorm wichtige Rolle spielt, gilt es auch den Geist auf die bevorstehende Belastung einzustimmen. Das Warm-up hilft dabei, Alltagsgedanken zu vergessen und den Fokus stattdessen auf das Training zu richten. Daher rate ich dir, das Warm-up möglichst konzentriert durchzuführen. Je konzentrierter du beim Warm-up bist, desto besser wird deine Konzentration beim Hauptworkout sein und desto sicherer und erfolgreicher wirst du trainieren.

Da mir bewusst ist, dass kaum jemand Lust auf ausführliche Warm-ups hat, habe ich seit Jahren eine simple und effiziente Bewegungsabfolge, die deinen Puls auf Touren bringt und den Körper ausreichend erwärmt.

Basis-Warm-up:

1.) 15 Sekunden lang mit beiden Beinen von links nach rechts und wieder zurück springen
2.) 5 Kniebeugen (ohne Hantel)
3.) 15 Sekunden lang mit beiden Beinen von vorne nach hinten und zurück springen
4.) 5 Liegestütze
5.) 15 Sekunden lang mit beiden Beinen diagonal von vorne links nach hinten rechts und zurück springen
6.) 15 Sekunden lang vorwärts Armkreisen (von kleineren Kreisen zu größeren übergehen)

7.) 15 Sekunden lang mit beiden Beinen diagonal von vorne rechts nach hinten links und zurück springen

8.) 15 Sekunden lang rückwärts Armkreisen (von kleineren Kreisen zu größeren übergehen)

Führe diesen Zirkel 2-4x durch, bis du das Gefühl hast, erwärmt zu sein. Leichtes Schwitzen ist angemessen, Erschöpfung zu viel des Guten. 5-10 Minuten sind in der Regel ausreichend.

Der zweite Teil eines klugen Warm-ups besteht darin, kurz vor dem Hauptworkout einige gezielte Aufwärmsätze einzubauen. Doch dazu kommen wir gleich.

5.4.2 Techniktraining

Ob Anfänger oder erfahrener Athlet, an seiner Technik kann jeder arbeiten. Sowohl altbewährte Übungen, deren Ausführung perfektioniert werden soll, als auch neue Übungen wie dem Handstand, Überkopf-Kniebeugen oder Kettlebell-Swings, deren Technik erst erlernt werden will, können im Techniktraining geübt werden.

Die perfekte Zeit für das Techniktraining ist nach dem Warm-up und vor dem Hauptworkout.

Entscheidend beim Techniktraining ist, dass du nie auch nur in die Nähe des Muskelversagens kommst. Es geht schlicht darum, die Bewegungsabläufe zu verinnerlichen – nicht darum, Muskeln zu trainieren. Eine leichte Anstrengung ist okay, Muskelzittern und Stöhnen jedoch zu viel.

Als zeitlicher Rahmen sind 5-10 Minuten hier ebenfalls ausreichend. Wenn du mal wenig Zeit, keine Lust oder keine Notwendigkeit dafür hast, kannst du das Techniktraining in einzelnen Workouts überspringen.

5.4.3 Hauptworkout

Das Hauptworkout ist der Teil der Trainingseinheit, bei dem es ans Eingemachte geht. Dabei rate ich dir trotzdem nicht bis zum Muskelversagen, sondern lediglich bis zum Koordinationsversagen zu trainieren. **Dieses ist erreicht, wenn du intuitiv spürst, dass du keine weitere, *saubere* Wiederholung mehr schaffst.** Reizt du den Muskel jedoch bis zum Versagen aus, verlängert das die benötigte Regenerationszeit enorm, ohne für dementsprechend größere Wachstumsreize zu sorgen. Denn beim Muskelversagen wird der Muskel kurzzeitig von der Nährstoffver- und Abfallentsorgung abgeschnitten, sodass das Verhältnis von Wachstumsreizsetzung und Muskelschäden ungünstig ist. Davon abgesehen ist Muskelversagen auch nicht notwendig, um Muskeln aufzubauen oder stärker zu werden.

Weiterhin empfiehlt es sich, unmittelbar vor dem Hauptworkout einige Aufwärmsätze der *ersten Übung des Workouts* durchzuführen, um dich mental wie körperlich auf die kommende

Belastung vorzubereiten. Aufwärmsätze werden mit einem niedrigeren, aber steigendem Gewicht und ohne größere Anstrengung ausgeführt, um sich langsam an die eigentliche Belastung heranzutasten und die Muskeln vorzubereiten. Nützlich sowohl für die *Verletzungsprävention* als auch für die *Leistungssteigerung*.

Oft werde ich gefragt, „wie viele Aufwärmsätze ideal sind". Doch das ist ein unwichtiges Detail. Mach nach Gefühl einige Aufwärmsätze mit steigenden Gewichten – das ist alles. Manchmal sind es zwei, manchmal vier, manchmal sechs. Die Hauptsache ist, du fühlst dich am Ende für dein eigentliches Trainingsgewicht bereit.

Dazu noch eine generelle Anmerkung: Wissensdurst ist eigentlich eine feine Sache, doch ab einem gewissen Punkt wendet sich auf dem Gebiet der Fitness manchmal das viele Detailwissen gegen dich und stiftet mehr Verwirrung als alles andere. **Paralyse durch Analyse** nennt sich dieses Phänomen und es ist speziell im Kraftsport verbreitet. Wir sollten nicht mehr aus der Sache machen, als eigentlich dran ist. **Es ist nur ein Workout!** Es funktioniert auch wenn wir nicht jedes noch so winzige Detail perfektionieren und uns fortwährend den Kopf darüber zerbrechen, bloß nichts falsch zu machen.

5.4.4 Cool-Down

Um die beim Training entstehenden Abfallprodukte abzubauen, die Durchblutung (also Nährstoffversorgung) der Muskeln zu fördern und dadurch die Regeneration zu beschleunigen, gehört an das Ende einer Trainingseinheit stets ein kurzes Cool-Down. Dazu reicht meist eine *leichte* Ausdauerbelastung von 10 Minuten, beispielsweise auf dem Fahrradergometer. Alternativ tut es auch ein Spaziergang.

Das Cool-Down hilft dir zudem dabei, mental herunterzufahren, das Erregungsniveau zu reduzieren und dadurch die Spannung aus dem Körper zu nehmen.

5.5 Der Trainingsplan

Nachfolgend biete ich dir einen 20-wöchigen Einsteiger-Trainingsplan an, der dir dabei hilft, stärker, fitter und robuster zu werden, fundamentale Übungen zu erlernen, deine Körperbeherrschung zu schulen und die perfekte Grundlage für das anschließende, gezielte Fettabbau-Training zu legen.

Der Plan beginnt mit einer niedrigen Intensität und steigert die Belastung progressiv, denn im Sinne der Nachhaltigkeit ist der Gesundheit stets die oberste Priorität zuzuweisen. Trifft eine hohe Intensität auf einen untrainierten Körper, sind Verletzungen nicht fern. Davon abgesehen lohnt es sich für einen Trainingseinsteiger nicht, intensiver zu trainieren, weil ein untrainierter Körper infolgedessen lange Regenerationszeiten benötigen würde. Dadurch könnte nur selten trainiert werden, was in der Anfangszeit, wo es zunächst darum geht, die Übungskoordination zu verbessern, absolut kontraproduktiv wäre. Deshalb steigen wir langsam ein und erhöhen die Belastung in einem vernünftigen Tempo, denn das ist nachhaltig und auf lange Sicht am effektivsten.

5.5.1 Woche 1-3

In den ersten drei Wochen konzentrieren wir uns voll und ganz darauf, die Technik einiger wichtiger Grundübungen zu erlernen. Dazu zählen zunächst:

➢ Kniebeugen
➢ Kreuzheben
➢ Klassisches Drücken
➢ Klimmzüge
➢ Dips

Es gibt weitere Grundübungen, die im späteren Verlauf hinzustoßen werden. Doch zunächst ist es wichtig, sich auf einige wenige Übungen zu konzentrieren, um deren Technik schnellstmöglich erlernen zu können.

Die empfohlene Trainingswoche sieht wie folgt aus:

Mo	Di	Mi	Do	Fr	Sa	So
KDR + A	Pause	KDR + B	Pause	KDR + C	Pause	Pause

Du kannst die Workouts natürlich so verschieben, dass sie in deinen individuellen Zeitplan passen, solange du darauf achtest, zwischen zwei Workouts einen freien Tag einzuplanen.

Wenn du merkst, dass die Frequenz von drei wöchentlichen Einheiten zunächst noch zu viel ist, dann kannst du sie auf zwei Einheiten reduzieren.

Workout A

Übung	Sätze	Wiederholungen	Pause
Kniebeugen	3	Reflektionsleiter	1 min
Klassisches Drücken	3	Reflektionsleiter	1 min
Kreuzheben	3	Reflektionsleiter	1 min

Zum Einsatz kommt hier die Technik der *Reflektionsleiter*. Sie dient dazu, die Bewegungsaus-führung möglichst schnell und effektiv einzustudieren. Dabei gehst du wie folgt vor:

> *Führe von einer Übung zunächst **1 Wiederholung** aus und **pausiere für 10 Sekunden**. **Visualisiere** in der Pause kurz den Bewegungsablauf und **reflektiere**, was bei deiner Wiederholung noch nicht in Ordnung war. Führe nun **2 Wiederholungen** aus, bei denen du versuchst, die Fehler zu beheben. **Pausiere abermals für 10 Sekunden** und halte dir vor Augen, an welchen Stellen der Bewegung du Probleme hattest. Führe anschließend **3 Wiederholungen** aus und **pausiere erneut 10 Sekunden**, in denen du über deinen Bewegungsablauf reflektierst. Fahre so **bis 5 Wiederholungen** fort – das zählt als 1 Satz. **Das Wiederholungsschema eines Satzes ist also 1-2-3-4-5**. Pausiere nach dem Satz **1 Minute lang** und führe 2 weitere Sätze aus, bei denen du erneut das Wiederho-lungsschema dieser Reflektionsleiter benutzt.*

Da das Ziel dieser Technik die Verbesserung der Koordination ist, sollten hierbei niedrige Ge-wichte verwendet werden. In der Anfangszeit reicht die leere Hantelstange für die meisten Menschen vollkommen aus.

Solltest du jedoch merken, dass die leere Stange für dich zu leicht ist, kannst du in der nächsten Woche etwas mehr Gewicht auflegen. Doch denke immer daran: Es geht in der Anfangszeit bei allen Workouts nicht um Reizsetzungen für die Muskeln, sondern darum, die *Bewegungen so sauber und geschmeidig wie möglich* auszuführen. Die *Qualität* der Wiederholungen ist das entscheidende Kriterium.

Workout B

Übung	Sätze	Wiederholungen	Pause
Kniebeugen	3	Atemleiter	1 min
Klassisches Drücken	3	Atemleiter	1 min
Kreuzheben	3	Atemleiter	1 min

Das Atemleiter-Wiederholungsschema ist dem der Reflektionsleiter ähnlich, unterscheidet sich in manchen Punkten jedoch leicht. Kleine Variationen sind wichtig, um neben dem Körper auch den Geist frisch und konzentriert zu halten. Ein Satz einer Atemleiter sieht wie folgt aus:

*Führe **2 Wiederholungen** aus, **pausiere für 2 volle Atemzüge** (1 Atemzug = ein- & aus-atmen), absolviere anschließend **3 Wiederholungen** und **pausiere für 3 Atemzüge**, führe schließlich **5 Wiederholungen** aus und **pausiere für 5 Atemzüge**. Das entspricht einem vollständigen Satz, dessen **Wiederholungsschema demnach mit 2-3-5 angege-ben werden kann. Pausiere nach einem Satz für eine Minute**, ehe du einen weiteren Satz beginnst. In den Atempausen empfiehlt es sich, wie schon von der Reflektionsleiter bekannt, die Bewegungsausführung zu überprüfen und darüber nachzudenken, was verbessert werden kann.*

Auch hier reicht anfangs die leere Hantelstange. In der zweiten und dritten Woche kannst du, falls die Hantelstange zu leicht ist, Zusatzgewichte verwenden – *ohne* damit bis zum Koordinations- oder gar Muskelversagen zu trainieren.

Workout C

Übung	Sätze	Wiederholungen	Pause
Kniebeugen	3	15-25	90 sek
Klassisches Drücken	3	12-15	90 sek
Kreuzheben	3	12-15	90 sek

Um eine gute muskuläre Grundlagenausdauer aufzubauen, ist es ratsam, den Trainingsplan mit durchgehenden Sätzen zu ergänzen, welche viele Wiederholungen beinhalten und mit leichten Gewichten ausgeführt werden. Deshalb besteht dieses Workout aus klassischen Sät-zen und Wiederholungszahlen, die im Bereich *Kraftausdauer* (>12) anzusiedeln sind. Behalte bei jedem Satz 1-2 Wiederholungen „im Tank", gehe also nicht an deine Grenzen. Trotzdem wird dieses Workout für dich *aufgrund der ungewohnten Ausdauerbelastung* wahrscheinlich anstrengend sein, leichtes Muskelbrennen inklusive. Aber dafür hast du ja im Anschluss daran zwei freie Tage zur Regeneration.

Falls du dich fragst, warum bei den Übungen Klassisches Drücken und Kreuzheben weniger Wiederholungen vorgesehen sind: Beide Bewegungen sind koordinativ besonders anspruchs-voll und sollten deshalb mit größtmöglicher Konzentration ausgeführt werden. Das beugt Überlastungen durch Fehlbelastungen im Bereich der Lendenwirbelsäule vor.

Das ist das schlichte Ergebnis praktischer Erfahrungen. Wenn du es ausprobierst, wirst du wahrscheinlich selbst schnell feststellen, dass es kein Vergnügen ist, Kreuzheben oder klassi-sches Drücken für mehr als 15 Wiederholungen am Stück auszuführen.

Klimmzug-Dip-Routine (KDR)

Zwei für den Oberkörper elementare Übungen sind Klimmzüge und Dips. Da bei diesen Übun-gen das ganze Körpergewicht bewegt werden muss, stellt hier für untrainierte Athleten schon eine einzige saubere Wiederholung eine große Herausforderung dar. Genauer gesagt können sehr viele untrainierte Menschen keinen freien Klimmzug oder Dip.

Deshalb gilt es gezieltes Training für diese beiden Übungen zu absolvieren, um sie beherrschen zu lernen. Denn auch hier ist es neben dem Körpergewicht vor allem eine Frage der Koordination. **Je häufiger du Klimmzüge und Dips übst, desto besser.** Daher empfehle ich dir, **den Technikteil eines Workouts**, nach dem Warm-up und vor dem Hauptworkout, in der Anfangszeit ausschließlich für das Training von Klimmzügen und Dips zu nutzen. Dazu habe ich für dich eine kleine Routine entwickelt, die du von nun an, bis du die ersten freien, sauberen Wiederholungen schaffst, benutzen kannst – also höchstwahrscheinlich auch noch nach den ersten drei Wochen des Trainingsplanes. Es dauert solange wie es eben dauert. Manch einer schafft schon nach wenigen Wochen einen freien Klimmzug oder Dip, manch anderer benötigt dafür mehrere Monate. Gerade wer etwas beleibter ist, wird eine gewisse Zeit brauchen, um die ersten freien Wiederholungen auszuführen. Doch Geduld ist beim Krafttraining eine der wichtigsten Zutaten für den Erfolg und ich kann dir versprechen, dass es sich gerade bei diesen wichtigen Grundübungen lohnt: Kein Athlet vergisst seinen ersten Klimmzug! Es ist ein echter Meilenstein. Also keine falsche Scheu, auch wenn du anfangs vielleicht noch weit entfernt davon bist, eine freie Wiederholung absolvieren zu können. Lass es uns anpacken!

Das gezielte Training von Klimmzügen und Dips besteht aus zwei Komponenten: Bandgeführte und exzentrische Wiederholungen.

Bandgeführte Wiederholungen

Befestige ein Gymnastik-, Thera- oder Crossfitband an einer Klimmzugstange respektive Dipholmen und lege das Band unter deine Beine, sodass die Zugkraft des Bands der Schwerkraft entgegenwirkt und die Wiederholung dadurch erleichtert. Das ist eine einfache und zugleich sehr wirkungsvolle Methode, um sich den ersten freien Wiederholungen anzunähern. Je nach Stärke des Bands wirst du auf diese Weise schon zu Beginn mehrere Wiederholungen schaffen können. Zudem kannst du die Bandstärke progressiv reduzieren, sodass deine Muskeln zunehmend mehr Arbeit verrichten müssen.

Bandgeführte Wiederholungen sind eine sehr gute Möglichkeit, um für einen freien Klimmzug/Dip trainieren zu können. In manchen Studios findest du jedoch auch Maschinen, welche die gleiche Funktion erfüllen. Diese kannst du anstelle der Bänder natürlich ebenso verwenden.

Exzentrische Wiederholungen

Bei exzentrischen Wiederholungen wird, wie der Name schon andeutet, die konzentrische Phase übersprungen. Es geht hierbei also schlicht darum, sich möglichst langsam und kontrolliert herabzusenken. Nutze einen Stuhl oder springe hoch, um dich in die oberste Position des Klimmzugs/Dips zu bringen und lasse dich dann sehr langsam bis zur untersten Position herab.

Eine exzentrische Wiederholung sollte, *wenn möglich,* etwa 5-8 Sekunden dauern. Wenn du das anfangs noch nicht schaffst, ist das jedoch in Ordnung. Versuche dich so langsam wie möglich herunterzulassen.

Die Routine

Fügen wir beide Methoden zusammen, ergibt sich daraus eine hilfreiche Trainingsroutine, die dich deinem ersten Klimmzug und Dip näherbringt:

Übung	Sätze	Wiederholungen	Pause
Klimmzug mit Band	2	5-8	60 sek
Dips mit Band	2	5-8	60 sek
Exzentr. Klimmzug	2	so viele wie möglich	90 sek
Exzentr. Dip	2	so viele wie möglich	90 sek

Von den exzentrischen Wiederholungen kannst du so viele Wiederholungen wie möglich absolvieren. Bei den bandgeführten Wiederholungen empfiehlt es sich, eine Wiederholung im Tank zu behalten, also nicht bis zum Koordinationsversagen zu gehen.

Unterstützt wird die Routine durch die Hauptworkouts, bei denen beispielsweise durch das Klassische Drücken die Schultern trainiert werden. Sobald du deine ersten vollständigen und freien Klimmzüge/Dips schaffst, kannst du diese im Technikteil anstelle der exzentrischen und bandgeführten Wiederholungen üben. Du wirst wahrscheinlich feststellen, dass es ziemlich schnell bergauf geht, sobald du freie Wiederholungen üben kannst. Der Sprung von 2 auf 6-8 Wiederholungen gelingt meist in wenigen Wochen.

5.5.2 Woche 4-6

Die Zielsetzung der zweiten Phase besteht darin, die Technik der bekannten Grundübungen zu verbessern, neue Grundübungen sowie gezieltes Ausdauertraining zu integrieren, dir ein Gefühl dafür zu verschaffen, wann es angebracht ist, die Trainingsgewichte zu erhöhen und deine Fähigkeit zur Selbsteinschätzung zu vertiefen. Letzteres zielt darauf ab, dass du lernst, die Trainingsgewichte so zu wählen, um *näherungsweise* in einem vorgegebenen Wiederholungsbereich zu trainieren. Das geht für gewöhnlich sehr schnell. Anfangs haben die meisten Athleten keine Ahnung, wie viele Wiederholungen sie von einer Übung mit einem bestimmten Gewicht schaffen werden. Doch durch ein wenig gezielte praktische Erfahrung wirst du schnell wissen, wo du stehst.

Mo	Di	Mi	Do	Fr	Sa	So
KDR + D	Pause	KDR + E	Pause	KDR + F	Pause	Cardio A

Der Übungskatalog wird nun um zwei weitere Grundübungen ergänzt: Bankdrücken und (vor-gebeugtes) Langhantelrudern. Weiterhin wird erstmals Cardio in den Trainingsplan integriert, um das Herz-Kreislauf-System zu trainieren und eine solide Ausdauergrundlage zu erschaffen.

Workout D

Übung	Sätze	Wiederholungen	Pause
Kniebeugen	3	12-15	90 sek
Bankdrücken	3	Reflektionsleiter	90 sek
Langhantelrudern	3	Reflektionsleiter	90 sek
Klassisches Drücken	3	8-12	90 sek
Kreuzheben	3	8-12	90 sek

Die Reflektionsleiter kennst du noch aus den ersten drei Wochen. Sie dient abermals zum Er-lernen neuer Übungen. Alternativ kannst du auch die Atemleiter wählen, sollte sie dir besser gefallen haben.

Kniebeugen, Klassisches Drücken und Kreuzheben werden nun mit etwas höheren Gewichten ausgeführt, doch *in diesem Workout noch nicht* bis zum Koordinationsversagen. Behalte bei jedem Satz eine Wiederholung in Reserve.

Workout E

Übung	Sätze	Wiederholungen	Pause
Kniebeugen	3	15	90 sek
Klassisches Drücken	3	10	90 sek
Kreuzheben	3	10	90 sek

Sobald du in allen drei Sätzen der jeweiligen Übung die geforderte Wiederholungszahl ge-schafft hast, kannst du dein Trainingsgewicht um 2,5 - 5 kg erhöhen. Weiterhin kannst du nun erstmals bis zum Koordinationsversagen trainieren. Stoppe den Satz also dann, wenn du spürst, keine weitere saubere Wiederholung mehr zu schaffen.

Workout F

Übung	Sätze	Wiederholungen	Pause
Kniebeugen	3	12-15	2 min
Klassisches Drücken	3	8-12	2 min
Kreuzheben	3	8-12	2 min
Bankdrücken	3	15-25	2 min
Langhantelrudern	3	15-25	2 min

Kniebeugen, Klassisches Drücken und Kreuzheben werden wie bei Workout D ausgeführt, also nicht bis zum Koordinationsversagen. Der einzige Unterschied besteht darin, dass die Pausenzeit geringfügig erhöht wurde. Der Grund dafür: Um deine Trainingsgewichte möglichst in jeder Lage halbwegs präzise einschätzen zu lernen, gilt es die Parameter ein wenig zu variieren.

Bankdrücken und Langhantelrudern werden ebenfalls nicht bis zum Koordinationsversagen ausgeführt. Behalte bei jedem Satz 1-2 Wiederholungen in der Hinterhand.

Cardio A

Das Cardiotraining sollte speziell in der Anfangszeit möglichst locker und ungezwungen sein. Grundsätzlich empfiehlt sich das Joggen als natürlichste Cardiobewegung für den menschlichen Körper. Wenn das anfangs für deine Gelenke noch zu belastend ist, kannst du anstelle dessen mit dem Fahrrad fahren. Die Gelenke werden unter anderem durch das Krafttraining und das erhöhte Maß an Alltagsaktivität gestärkt, sodass du mit der Zeit zum Joggen übergehen kannst.

Die Dauer der Einheit bleibt ganz dir selbst überlassen. Entscheidend ist, dass die Intensität gering ist und du nicht an deine Leistungsgrenze gehst. Das wäre für die Steigerung der Grundlagenausdauer untrainierter Athleten weder gesundheitlich sinnvoll noch leistungstechnisch notwendig. Du wirst auch dann gute Fortschritte erzielen, wenn du dich nicht bis zum Äußersten erschöpfst.

Somit kann die Cardio-Einheit 20 oder vielleicht auch nur 5 Minuten dauern. Das hängt ganz von deinem Fitnesszustand ab. Versuche nicht, es zu erzwingen. Lauf locker los und brich ab, wenn du merkst, *in der Nähe* deiner Grenze zu sein.

Spaziere nach deinem Lauf ganz entspannt für 5-10 Minuten, um die Regeneration einzuleiten.

Ein gesondertes Warm-up ist normalerweise nicht erforderlich, doch wenn du beispielsweise früh morgens trainierst und noch spürst, dass deine Gelenke und Muskeln steif sind, dann kann 5-10 Minuten lockeres Gehen als Warm-Up hilfreich sein.

5.5.3 Woche 7

Da die letzten Wochen aufgrund der ungewohnten Belastung, speziell hinsichtlich des athletischen Lebensstils, kräftezehrend waren, gilt es nun für eine Woche ein wenig den Dampf rauszunehmen und sich mit dem Konzept der „aktiven Regeneration" vertraut zu machen.

Mo	Di	Mi	Do	Fr	Sa	So
KDR + G	Pause	Cardio A*	Pause	KDR + H	Pause	Pause

*Gleiche Vorgehensweise wie in den Wochen vier bis sechs.

In der siebten Woche geht es also darum, die Durchblutung in den Muskeln anzuregen, ohne den Körper zu sehr zu belasten – das ist aktive Regeneration. Die Einheiten werden daher locker, mit leichten Gewichten und ohne Koordinationsversagen absolviert. Konzentriere dich auf die saubere Technik der Übungen.

Workout G

Übung	Sätze	Wiederholungen	Pause
Kniebeugen	2	15-25	2 min
Klassisches Drücken	2	12-15	2 min
Kreuzheben	2	12-15	2 min

Workout H

Übung	Sätze	Wiederholungen	Pause
Kniebeugen	2	15-25	2 min
Bankdrücken	2	15-25	2 min
Langhantelrudern	2	15-25	2 min

5.5.4 Woche 8-10

In den Wochen sechs bis acht sollen das Grundlagenausdauertraining verstärkt und parallel dazu die Hantelworkouts gezielter auf den Kraftaufbau ausgerichtet werden.

Mo	Di	Mi	Do	Fr	Sa	So
KDR + I	Cardio A*	KDR + J	Cardio A*	KDR + K	Pause	Pause

*Gleiche Vorgehensweise wie in den vorangegangenen Wochen

Dazu wird es einerseits wöchentlich zwei Cardio-Workouts geben und andererseits werden die Wiederholungszahlen bei Kniebeugen, Kreuzheben und Klassisches Drücken zugunsten der Verwendung größerer Trainingsgewichte reduziert. Weiterhin wird nun häufiger bis zum Koordinationsversagen trainiert werden, um dich allmählich an eine höhere Trainingsintensität zu gewöhnen.

Workout I

Übung	Sätze	Wiederholungen	Pause
Kniebeugen	3	8	3 min
Bankdrücken	3	12-15	2 min
Langhantelrudern	3	12-15	2 min

Trainiere die Kniebeugen bis zum Koordinationsversagen. Erhöhe die Trainingsgewichte, wenn du bei allen drei Sätzen die geforderten Wiederholungen geschafft hast. Die Pausenzeit wurde etwas erhöht, sodass du mehr Abwechslung erfährst, dadurch dein Gespür für die Wahl des Trainingsgewichtes weiter verbessert wird und damit du bei jedem Satz möglichst viel Energie zur Verfügung hast, um dein Kraftpotenzial auszuschöpfen.

Bankdrücken und Langhantelrudern werden noch nicht bis zum Koordinationsversagen ausgeführt. Konzentriere dich hier vor allem auf eine saubere Technik. Wenn du merkst, dass die verwendeten Trainingsgewichte zu leicht sind, kannst du sie trotzdem erhöhen.

Workout J

Übung	Sätze	Wiederholungen	Pause
Kreuzheben	3	6	3 min
Klassisches Drücken	3	6	3 min

Trainiere bis zum Koordinationsversagen und erhöhe beim nächsten Mal das Gewicht, wenn du in allen Sätzen die geforderten Wiederholungen geschafft hast.

Workout K

Übung	Sätze	Wiederholungen	Pause
Kniebeugen	2	12-15	2 min
Klassisches Drücken	2	8-12	2 min
Langhantelrudern	3	12	1 min
Bankdrücken	3	12	1 min
Kreuzheben	2	8-12	2 min

Gehe bei Kniebeugen, Klassisches Drücken und Kreuzheben nicht ganz bis zum Koordinationsversagen.

Erstmals kannst du dafür beim Langhantelrudern und Bankdrücken bis zum Koordinationsversagen trainieren. Erhöhe bei diesen beiden Übungen die Trainingsgewichte, wenn du in jedem Satz 12 Wiederholungen geschafft hast.

5.5.5 Woche 11-12

Von der elften Woche an beginnen wir damit, ernsthaftes *Kraft*training zu betreiben. Das Ziel besteht weiterhin darin, in den Grundübungen stärker zu werden. Nun werden jedoch zusätzlich der Bewegungsapparat ebenso wie dein Geist an die Verwendung schwerer Trainingsgewichte gewöhnt. Es geht darum zu lernen, möglichst viele Muskeln an einem Strang ziehen zu lassen, um auch schwere Gewichte mit einer sauberen Technik bewegen zu können. Dabei kommen neue Trainingstechniken zum Einsatz, die für Abwechslung sorgen und die Vielseitigkeit deiner Leistungsfähigkeit fördern. Wer nämlich beispielsweise immer nur 3 Sätze à 10 Wiederholungen absolviert, wird Probleme damit haben, für einen sehr kurzen Zeitraum sehr schwere Lasten oder auch umgekehrt sehr geringe Lasten über einen langen Zeitraum bewegen zu können. Wir trainieren stattdessen unterschiedliche Kombinationen aus Kraft und Ausdauer, um möglichst vielseitig fit zu werden und nicht nur im Studio, sondern auch im alltäglichen Leben eine gute Figur im Rahmen körperlicher Herausforderungen abzugeben. Ganz zu schweigen davon, dass eine vielseitige Fitness deutlich bessere Ergebnisse produziert. Schwächen bremsen dich aus, weil im Körper letztlich alles gekoppelt ist. Eine schwache Ausdauer hemmt deine Kraftentwicklung. Ein Mangel an Kraft kann hingegen Verletzungen bei Ausdaueraktivitäten begünstigen, weshalb beispielsweise gute Läufer und Triathleten stets ergänzendes Krafttraining absolvieren.

Mo	Di	Mi	Do	Fr	Sa	So
KDR + L	Cardio A	KDR + M	Cardio B	KDR + N	Pause	Pause

Im Sinne der Vielseitigkeit wird in dieser Phase parallel zum Kraftaufbau auch das Ausdauertraining intensiviert, um das Herz-Kreislauf-System im Einklang mit der Muskulatur zu entwickeln.

Workout L

Übung	Sätze	Wiederholungen	Pause
Kniebeugen	5	5	3 min
Bankdrücken	3	10	2 min
Langhantelrudern	3	10	2 min

Zum Einsatz kommt erstmals die seit vielen Jahrzehnten bewährte *5x5-Methode*. Dabei führst du fünf Sätze einer Übung mit steigendem Gewicht aus. Erst im letzten Satz erreichst du dein eigentliches Trainingsgewicht, mit dem du gerade so 5 Wiederholungen schaffst. Gut bewährt hat sich eine Progression in 5 kg-Schritten. Wenn dein Trainingsgewicht, mit dem du ungefähr 5 Wiederholungen schaffen würdest, beispielsweise 60 kg beträgt, so wird die Übung mit 40 kg im ersten, 45 kg im zweiten, 50 kg im dritten, 55 kg im vierten und schließlich 60 kg im fünften Satz absolviert. Bei Trainingsgewichten jenseits der 100 kg sind 10 kg Progressionsschritte geeignet. Spielt für Anfänger noch keine Rolle, sollte aber für die Zukunft ruhig im Hinterkopf behalten werden.

Offensichtlich werden die ersten Sätze bei der 5x5-Methode keine große Herausforderung für dich darstellen. Halte trotzdem die Pausenzeit ein. Das ist wichtig, um im letzten Satz noch möglich frisch zu sein und möglichst viel Kraft entfalten zu können. Hier geht es nicht darum, die Muskeln zum Brennen zu bringen, sondern darum, konzentriert und mit möglichst effizienter Kraftentfaltung schwere Gewichte zu bewegen, ohne sich dabei zu verletzen. Das ist der Grund dafür, dass die Gewichte mit den Sätzen steigen und du nicht einfach direkt mit dem höchsten Gewicht einsteigst. Auch das wäre zwar eine mögliche und funktionierende 5x5-Variante, doch sie ist aufgrund der größeren Intensität für Anfänger ungeeignet.

Die 5x5-Technik wird in diesem Buch noch sehr häufig vorkommen. Der Grund dafür ist simpel: **Diese Technik funktioniert!** Und zwar richtig gut. Sie ist alt – altbewährt. Ich kenne keinen erfahrenen Athleten, der mit dieser Technik keine hervorragenden Ergebnisse erzielen konnte. Ernsthaft, 5x5 findet nicht ohne Grund immer wieder seinen Weg in die Workouts erfolgreicher Athleten. Die Technik selbst ist mittlerweile ziemlich bekannt und daher nicht sonderlich spektakulär. Das lässt sich nicht so gut verkaufen wie die Erfindung neuer, angeblich magischer Methoden. Doch hier geht es nicht um Marketing, sondern darum, smart und progressiv zu trainieren und dabei ist 5x5 schwer zu schlagen.

Wann werden die Gewichte erhöht? Sobald du in allen fünf Sätzen die geforderten fünf Wiederholungen geschafft hast, kannst du das Trainingsgewicht um 5 kg erhöhen. Beim Bankdrücken und Langhantelrudern, die noch nicht im 5x5-Stil ausgeführt werden, gilt wie gehabt: Schaffst du die geforderten 10 Wiederholungen in allen drei Sätzen, kann das Trainingsgewicht erhöht werden.

Workout M

Übung	Sätze	Wiederholungen	Pause
Kreuzheben	5	5	3 min
Klassisches Drücken	5	5	3 min
Frontkniebeugen	3	Reflektionsleiter	90 sek

Das 5x5-System kennst du schon aus dem vorangegangenen Workout L. Neu ist in diesem Workout die Frontkniebeuge. Es ist eine wichtige Grundübung, die im Vergleich zu klassischen Kniebeugen durch die aufrechtere Haltung größere Anforderungen an die Stabilität und Koordination stellt, dafür in der Regel aber auch mit niedrigeren Gewichten ausgeführt werden muss. Doch gerade zur Förderung deiner Leistung bei anderen Sportarten ist die Frontkniebeuge eine sehr wertvolle Übung. Ein Fußballspieler muss beispielsweise bei seinen Sprints und Dribblings möglichst stabil sein, um den Ball behaupten zu können – Vorteil Frontkniebeuge. Rein für den Muskelaufbau und die Kraft des Unterkörpers ist die klassische Kniebeuge allerdings die überlegene Variante.

Workout N

Übung	Sätze	Wiederholungen	Pause
Frontkniebeugen	3	15-25	2 min
Bankdrücken	3	8-12	0
Langhantelrudern		8-12	2 min

Die zweite neue Technik dieser Trainingsphase nennt sich *Supersätze*. Ein Supersatz ist die unmittelbar aufeinander folgende Ausführung *zweier* Übungen. Nach dem Bankdrücken geht es also möglichst direkt ans Langhantelrudern und erst dann wird für zwei Minuten pausiert, ehe zwei weitere solcher Supersätze folgen.

Wenn du nur eine Hantel zur Verfügung hast, wird es eine kurze Zeit dauern, das Langhantelrudern vorzubereiten. Das ist kein Problem und nur ein Beispiel dafür, dass in der praktischen Umsetzung theoretischer Ideale stets ungewollte Hürden auftreten. Lass dich davon niemals zurückhalten. Scheue dich nicht davor, theoretische Vorgaben an deinen realen Rahmenbedingungen anzupassen. Übrigens, wenn wir schon dabei sind: Das ständige Wechseln von Gewichten kann nervig sein. Jedenfalls wesentlich nerviger als das bequeme Umstecken eines Steckers an den modernen Wellness-Maschinen. Sieh es einfach als notwendigen Teil des Prozesses an, als charakteristisches Merkmal eines echten Athleten. Bedenke, was die Hantel für dich tun kann. Sie ist ein enorm wertvolles Hilfsmittel dafür, das Potential deines Körpers zu entfalten, stärker, stabiler und athletischer zu werden. Was ist schon die geringe Mühe beim Wechseln der Gewichte verglichen mit den Vorzügen und Möglichkeiten, welche dir dieses vielseitige Trainingstool ermöglicht? Ich weiß, ich werde pathetisch. Aber ganz im Ernst: Es ist eine Frage des Respekts gegenüber der Ausrüstung. Wenn du erst einmal erkannt hast, was eine einfache, stabile Langhantel alles für dich tun kann, wirst du das Bestücken fast schon genießen lernen – es zumindest billigend in Kauf nehmen. Auch das ist etwas, das im Zuge eines Einsteigerplanes gelernt und verinnerlicht werden sollte. Im Gegensatz zu den abertausenden nutzlosen Konsumgegenständen, für die viele von uns eine Menge Geld ausgeben, hat die Hantel ein gewaltiges Potential, das es zu respektieren gilt. Aber ich schweife ab. Zurück zu den Supersätzen: Sie kommen meist bei Übungen zum Einsatz, die gegensätzliche Muskeln trainieren. Rücken, Bizeps und hintere Schultern beim Rudern sowie Brust, Trizeps und vordere Schultern beim Bankdrücken. Für den Muskelaufbau ist das eine sehr effektive Technik, die unter anderem von Arnold Schwarzenegger geradezu exzessiv praktiziert wurde. Man kann bei Supersätzen auch Übungen kombinieren, die ähnliche Muskeln trainieren, um diese Muskeln noch stärker auszureizen. Das macht für Trainingsanfänger in diesem Stadium noch keinen Sinn, wird uns aber am Ende des Einsteigerplanes noch begegnen.

Bankdrücken und Langhantelrudern können in jedem Satz zum Koordinationsversagen ausgeführt werden, beim Frontkniebeugen gilt es noch darauf zu verzichten. Mittlerweile kennst du das Prinzip ja: *Technik first* – sie ist das Fundament für hohe Gewichte und Intensität.

Cardio B

Erstmals wird das Cardio nun intensiver und kürzer gestaltet. Speziell hinsichtlich des Fettabbaus ist kurzes, intensives Cardio der „Dauermethode" überlegen. Die Gründe dafür besprechen wir noch im Fettabbau-Trainingskapitel und sollen hier nicht vorweggenommen werden. An dieser Stelle geht es darum, die Grundlagen dafür zu legen, deine Ausdauer zu fördern und dich mit intensiven Cardio-Einheiten vertraut zu machen.

Deshalb besteht diese Cardio-Einheit aus einer grundlegenden, sehr natürlichen, intensiven Übung: Sprinten.

Nach einer kurzen Aufwärmphase – 5-10 Minuten *lockeres* Joggen reichen aus – geht es ans Eingemachte. Suche dir eine 50 Meter lange Strecke und absolviere die folgenden Sprints:

- ➢ 10 Meter
- ➢ 20 Meter
- ➢ 30 Meter
- ➢ 40 Meter
- ➢ 50 Meter

Die Distanzen kannst du grob geschätzt mit beliebigen Gegenständen abstecken – Stöcker, Steine, Schuhe. Was auch immer du gerade zur Hand hast.

Gehe nach jedem Sprint langsam wieder zurück zur Ausgangsposition – das ist deine Pause. Sobald du wieder beim Start bist, geht es erneut los.

Zwei Durchgänge reichen für die meisten Athleten in diesem Trainingsstadium vollkommen aus, schließlich steht am nächsten Tag schon wieder ein Gewichtsworkout an. Gerade in der ersten Woche kannst du es aber auch bei einem Durchgang belassen, um zu sehen, wie dein Körper darauf reagieren wird.

Auch hier ist ein kurzes Cool-Down von 5-10 Minuten Spazierengehen zur Förderung der Regeneration sinnvoll.

5.5.6 Woche 13

In der 13. Woche wird der Challenge-Charakter des Trainings stärker implementiert und zugleich hochintensives Ausdauertraining eingeführt. Es wird die härteste Woche des Trainingsplanes bisher.

Physische Herausforderungen sind zugleich mentale Herausforderungen und können daher für das gesamte Leben enorm wertvoll sein. Indem du beim Training *gelegentlich* an deine Grenzen gehst und sie zuweilen gar überwindest, baust du ein Momentum auf, das dir in allen anderen Bereichen deines Lebens dabei helfen wird, Widerstände zu überwinden und Herausforderungen zu meistern.

Was genau trainieren wir also in dieser Woche? Den Körper? Sicher, doch das ginge auch auf die sanftere Art. In dieser Woche trainieren wir *in erster Linie* Charakter und Willenskraft.

Mo	Di	Mi	Do	Fr	Sa	So
O	Pause	P	Pause	Q	Pause	Pause

Bei einer Challenge muss jeder Athlet selbst entscheiden, wie weit er geht. Auf diese Weise lernen wir uns selbst einzuschätzen. Wann immer wir an unsere Grenzen gehen, steigt natürlich auch das Risiko. Welches Risiko du letztlich eingehst, ist deine Entscheidung. Doch ich kann dir folgendes versprechen: Wer es stets meidet, seine Grenzen auszuloten, kann auch kein Vertrauen in sich selbst gewinnen. Selbstvertrauen erfordert Erfahrung. Wir müssen erfahren, was wir zu leisten imstande sind. Erst dann können wir uns selbst einschätzen und erst dann gewinnen wir Vertrauen in die eigene Stärke. Ansonsten wird sie fortwährend eine Unbekannte bleiben und infolgedessen stets der Zweifel an uns nagen.

Workout O

Übung	Sätze	Wiederholungen	Pause
Kniebeugen	So wenige wie möglich	100	So kurz wie möglich
Liegestütze	So wenige wie möglich	75	So kurz wie möglich
Klimmzüge	So wenige wie möglich	25	So kurz wie möglich

Das Prinzip dieses Workouts ist simpel: Versuche die angegebene Wiederholungszahl *so schnell wie möglich* zu erreichen. Pausiere, wenn du pausieren musst. Aber pausiere so kurz wie möglich. Du kannst die Übungen durcheinander absolvieren. So können sich beispielsweise die Beine ausruhen, während du Klimmzüge machst. Das verstärkt die Belastung des Herz-Kreislauf-Systems.

Verwende für die Kniebeugen ein Gewicht, mit dem du etwa 20-25 Wiederholungen in einem Satz schaffst. Wenn du weniger als 15 Liegestütze am Stück schaffst, reduziere die Gesamtwiederholungszahl der Liegestütze auf 50. Wenn du weniger als 10 Liegestütze am Stück schaffst, reduziere sie auf 40. Solltest du noch keine freien Klimmzüge schaffen, kannst du hierfür ein Widerstandsband benutzen. Wähle die Stärke des Bands so, dass du damit etwa 5-7 Wiederholungen am Stück schaffst. Wer mehr als 7 freie Klimmzüge am Stück schafft, kann die Gesamtwiederholungszahl auf 40 anheben.

Workout P

Übung	Sätze	Wiederholungen	Pause
Kreuzheben	5	5	3 min
Bankdrücken	5	15/10/5/10/15	0
Langhantelrudern		15/10/5/10/15	2 min

Bankdrücken und Langhantelrudern werden in Form von Supersätzen absolviert. Gleichzeitig kommt hier eine *klassische Pyramide* zum Einsatz. Wir beginnen mit einem leichten Gewicht und vielen Wiederholungen, erhöhen das Gewicht bis zum dritten Satz und reduzieren es danach wieder, um nochmal richtig Nährstoffe in den Muskel zu pumpen. Es ist also bis zum dritten Satz eine *aufsteigende Pyramide* – die Gewichte werden erhöht – und ab dem dritten Satz eine *absteigende Pyramide* – die Gewichte werden reduziert.

Die Pyramidentechnik gibt es in den verschiedensten Anwendungsformen und sie wird uns auch im weiteren Verlaufe noch mehrmals begegnen.

Die Kombination aus Supersatz und Pyramide wird dich sehr stark herausfordern und deine Muskeln zum Brennen bringen, wenn du bei jedem Satz und jeder Übung bis zum Koordinationsversagen gehst.

Workout Q

Übung	Sätze	Wiederholungen	Pause
Klassisches Drücken	5	5	3 min
Frontkniebeuge	8	so viele wie möglich in 20 sek	10 sek

Bei den Fronktniebeugen kommt das sogenannte *hochintensive Intervalltraining* (*HIIT*) zum Einsatz – spezieller gesagt das Tabata-Intervall. Dabei gibt man 20 Sekunden lang Vollgas, absolviert also so viele Wiederholungen wie möglich, und pausiert dann für 10 Sekunden. Das entspricht einem Satz und es folgt direkt der nächste Satz. Die Frontkniebeugen dauern also 8 x 30 Sekunden, sprich 4 Minuten. Vertrau mir: Wenn du es richtig angehst, reichen diese vier Minuten vollkommen aus. Das ist eine der schwierigsten Challenges überhaupt, denn die 10-sekündigen Pausen reichen nicht einmal annähernd, um sich von der Belastung zu erholen. Schon nach dem dritten Satz machen die Beine langsam zu. Hier entscheidet die Willenskraft darüber, ob es weitergeht – der Körper allein wird es bei der Wahl des richtigen Gewichts nicht bis zum Ende schaffen. Tabata-Frontkniebeugen sind dafür da, bis zum Äußersten zu gehen.

Für dieses Workout reicht die leere Hantelstange. Fortgeschrittene Athleten wählen normalerweise beim Tabata-Intervall ein Gewicht, mit dem sie etwa 20 Wiederholungen am Stück schaffen. Doch Anfängern rate ich zunächst davon ab, weitere Zusatzgewichte zu verwenden.

Die leere Hantelstange ist erfahrungsgemäß den meisten Athleten in diesem Stadium Herausforderung genug.

Grundsätzlich kann das Tabata-Intervall auf die verschiedensten Übungen angewendet werden, beispielsweise Kettlebell-Swings, Burpees und Sprints. Doch keine andere Übung funktioniert vergleichbar gut wie die Frontkniebeuge. Lege die Hantel in den Pausen ruhig ab, doch behalte die Finger unbedingt an der Stange, um gar nicht erst in Versuchung zu geraten, die Pausen zu verlängern. Bei vielen anderen Übungen dauert es eine Weile, die Hantel abzulegen und aufzunehmen – bei der Frontkniebeuge geht das schnell. Außerdem kannst du mit der Frontkniebeuge wirklich an deine Grenze gehen.

Der Unterkörper besitzt ein riesiges Potenzial und du wirst feststellen, selbst wenn die Beine anfangen dichtzumachen, sind trotzdem noch ein paar Wiederholungen möglich. Es kommt ganz und gar auf die Willenskraft an. Manchmal findet man sich danach für eine Weile schweißgebadet auf dem Boden wieder. Ganz so weit musst du es bei deinem ersten Versuch natürlich noch *nicht* treiben. Keine Sorge, die Tabata-Frontkniebeuge begegnet uns beim gezielten Fettabbau-Training wieder und dann werden die ersten Erfahrungen, die du an dieser Stelle sammeln kannst, hilfreich sein, um mit der richtigen Einstellung an diese besondere HIIT-Herausforderung heranzugehen.

5.5.7 Woche 14

Nach der anstrengenden Challenge-Woche ist es nun Zeit für eine weitere Woche der aktiven Regeneration. Bei aller Euphorie ob neuer Rekorde, wachsender Kraft und Leistungsfähigkeit sowie erster Anpassungen hinsichtlich Muskelauf- und Fettabbau dürfen wir nie die Regeneration vergessen. Wer immer nur „pusht", handelt auf Kosten seiner Gesundheit und wird früher oder später dafür die Quittung erhalten. Also lass uns für eine Woche den Dampf rausnehmen und ganz locker und entspannt trainieren.

Mo	Di	Mi	Do	Fr	Sa	So
KD-Test + R	Pause	Cardio A	Pause	KD-Test + S	Pause	Pause

Workout R

Übung	Sätze	Wiederholungen	Pause
Kniebeugen	2	15-25	2 min
Klassisches Drücken	2	12-15	2 min
Rumänisches Kreuzheben	3	Reflektionsleiter	1 min

Das rumänische Kreuzheben ist eine weitere wichtige Grundübung, bei der im Vergleich zum normalen Kreuzheben verstärkt die hintere kinetische Kette trainiert wird, speziell die Oberschenkelrückseite (Beinbizeps).

Workout S

Übung	Sätze	Wiederholungen	Pause
Frontkniebeugen	2	15-25	2 min
Langhantelrudern	2	15-25	2 min
Bankdrücken	2	15-25	2 min
Kreuzheben	2	12-15	2 min

Klimmzug-Dip-Test

In der 14. Woche gilt es zu testen, wie viele freie Klimmzüge und Dips du bereits am Stück schaffst. Diese Orientierung ist die Grundlage für das weitere Vorgehen in den nächsten 6 Wochen. Absolviere nach dem Warm-up und vor dem Hauptworkout (im Technikteil) einfach so viele Klimmzüge und Dips wie möglich in jeweils einem Satz. Teste erst deine maximale Klimmzugzahl, pausiere 3-4 Minuten und teste dann die Menge an Dips, die du in einem Satz schaffen kannst.

Wichtig hierbei: Es zählen nur *saubere, vollständige* Klimmzüge und Dips. Eine halbe Wiederholung ans Ende des Satzes zu quetschen bringt also nichts. Denk daran: Das ist kein Wettkampf - hier kann man sich nur selbst betrügen.

Der Grund dafür, diesen Test sowohl vor dem Montags- als auch vor dem Freitagsworkout zu absolvieren, besteht darin, dass wir auf diese Weise den Einfluss der Tagesform berücksichtigen. An manchen Tagen ist man nicht so fit und schafft dann natürlich auch weniger Wiederholung als im Normalfall. Daher zwei Tests, um sicherzugehen. Es zählt dann natürlich der Test, bei dem du die meisten Wiederholungen geschafft hast.

5.5.8 Woche 15-17

Die finale Phase des Einsteiger-Trainingsplanes hat begonnen. Du hast in den letzten Wochen mit Sicherheit bereits beachtliche Erfolge erzielt und auch deine Körperzusammensetzung wird sich schon ordentlich verändert haben.

In der letzten Phase etablieren wir neue Trainingstechniken, um für weitere Abwechslung zu sorgen und dich auf zukünftige Trainingspläne vorzubereiten. Weiterhin werden die Workouts um ein „Freie Wahl"-Fenster ergänzt. **In diesem Fenster kannst du trainieren, worauf auch immer du gerade Lust hast.** *Ohne Planung, ohne Parameter.* Lass deiner Kreativität freien Lauf! Wenn du in einem Studio trainierst, kannst du all die modernen Maschinen, Kabelzüge und Isolationsübungen ausprobieren, die du schon immer auf der Liste hattest. Wenn du gerne deine Arme oder deinen Bauch gezielter trainieren willst, ist dies der Rahmen dafür. Eine solche intuitive Trainingskomponente ist auf Dauer unerlässlich, um motiviert zu bleiben. Denn Menschen wollen langfristig vor allem eines: Freiheit. Trainingspläne, die keinen Raum für Freiheit bieten, stoßen somit früher oder später auf Widerwillen. Wer will schon immer streng nach Plan handeln? Das ist weder nötig noch sinnvoll. Intuitives Training ist ein wesentlicher Schlüssel, um motiviert dranzubleiben, das Verständnis für den eigenen Körper zu vertiefen und die Trainingsgestaltung unter Berücksichtigung der tagesaktuellen Verfassung durchzuführen. Also keine Hemmungen: **Freie Wahl heißt freie Wahl.**

Zu guter Letzt greifen wir an dieser Stelle des Trainingsplanes noch auf die Ergebnisse der beiden Klimmzug-Dip-Tests in Woche 14 zurück:

> *Wer jeweils mehr als 5 freie Klimmzüge und 5 freie Dips am Stück schafft, trainiert für die nächsten sechs Wochen in der Gruppe 1 weiter. Die Klimmzug-Dip-Routine entfällt dann fortwährend.*

> *Wer weniger als 5 saubere Wiederholungen einer der beiden Übungen schafft, kann sich in Gruppe 2 einordnen und weiterhin die Klimmzug-Dip-Trainingsroutine im Technikteil ausführen.*

Trainingsplanung für Gruppe 1

Mo	Di	Mi	Do	Fr	Sa	So
T	Cardio B	U 1	Cardio C	V 1	Cardio A*	Pause

*optional, wenn du dich noch frisch genug fühlst

Trainingsplanung für Gruppe 2

Mo	Di	Mi	Do	Fr	Sa	So
KDR + T	Cardio B	KDR + U 2	Cardio C	KDR + V 2	Cardio A*	Pause

*optional, wenn du dich noch frisch genug fühlst

Für beide Gruppen gilt: Sofern nicht anders angegeben, trainiere bei jedem Satz bis zum Koordinationsversagen. Achte jedoch weiterhin darauf, zwischen Koordinations- und Muskelversagen zu unterscheiden. Die Grenzen sind manchmal leicht fließend, doch sofern du aufmerksam trainierst, wirst du den Unterschied erkennen.

Zur Erinnerung: Das Koordinationsversagen ist erreicht, wenn du spürst, keine weitere, vollständige, saubere Wiederholung mehr zu schaffen. Wenn deine Muskeln zu zittern beginnen, das Bewegungstempo spürbar nachlässt und du merkst, jede weitere Wiederholungen wäre nur noch mit kleinen technischen Schummeleien zu stemmen, ist es Zeit, den Satz abzubrechen.

Beim Koordinationsversagen kann man sich also meist noch ein bis zwei Wiederholungen mit schlechter Technik herausquälen, während beim Muskelversagen nichts mehr geht.

Workout T

Übung	Sätze	Wiederholungen	Pause
Kniebeugen	10	3	bis volle Minute
Klassisches Drücken	10	3	bis volle Minute
Rumänisches Kreuz-heben	3	15-25	2 min
10 Minuten freie Wahl			

Die Pausenzeit beim Kniebeugen und Klassischen Drücken hängt von der Trainingsdauer ab. Jeder Satz dauert **genau eine Minute** und beinhaltet **sowohl die drei Wiederholungen als auch die Pausenzeit.** Das heißt, nachdem du drei Wiederholungen absolviert hast, pausierst du noch solange, bis die Minute voll ist und beginnst dann den nächsten Satz. Die 10 Sätze einer Übung dauern somit insgesamt 10 Minuten.

Diese als „Every **M**inute, **O**n the **M**inute" (**EMOM**) bekannte Methode ist sowohl für den Kraft- als auch für den Muskelaufbau höchst effektiv, weil hier produktive Pausen gesetzt werden, welche den Körper frisch halten und es ermöglichen, mit schweren Gewichten viele Wiederholungen auszuführen.

Wähle für die EMOM-Sätze ein Gewicht, mit dem du 5-6 Wiederholungen am Stück schaffen würdest. Sobald du in allen zehn Sätzen die geforderten drei Wiederholungen geschafft hast, erhöhe das Gewicht um 5 kg.

Beim Rumänischen Kreuzheben empfiehlt es sich, auf das Koordinationsversagen noch zu verzichten, da die Übung erst in der 14. Woche in den Trainingsplan integriert wurde.

Workout U 1

Übung	Sätze	Wiederholungen	Pause
Kreuzheben	10	3	bis volle Minute
Klimmzüge	5	Basisleiter	-
Dips	5	Basisleiter	-
10 Minuten freie Wahl			

Die Basisleiter besteht aus einem einfachen Wiederholungsschema:

Führe 1 Wiederholung aus, pausiere 10 Sekunden. Führe 2 Wiederholungen aus, pausiere 20 Sekunden. Führe 3 Wiederholungen aus, pausiere 30 Sekunden. Dieses 1/2/3-Schema entspricht einem Satz.

Der Grund für den Einsatz dieser Technik besteht darin, dass man speziell bei Klimmzügen ziemlich schnell ermüdet, wenn man einfach so viele Wiederholungen wie möglich am Stück ausführt. Wenn du also sechs Klimmzüge schaffst und schon im ersten Satz sechs Klimmzüge ausführst, wirst du im zweiten Satz höchstwahrscheinlich bei weitem keine sechs Wiederholungen mehr schaffen. Da freie Klimmzüge erst jetzt Teil des Trainingsplanes sind, ist es daher sinnvoll, gelegentlich fern der Maximalbelastung und dafür mithilfe *„kumulativer Erschöpfung"* zu arbeiten. Die Ermüdung baut sich also während der Leiter erst auf und die wesentlichen Trainingsreize werden folgerichtig in den letzten Sätzen gesetzt. Die Leitermethode ist speziell bei Klimmzügen und Dips eine hocheffektive Technik.

Wenn du in allen fünf Sätzen die 1/2/3 – Leitern bewältigt, also insgesamt 30 Wiederholungen pro Übung ausgeführt hast, kannst du damit beginnen, Zusatzgewichte zu verwenden. Dafür ist ein sogenannter Dip-Gürtel (nicht zu verwechseln mit einem Gewichthebergürtel!) hilfreich.

Workout U 2

Übung	Sätze	Wiederholungen	Pause
Kreuzheben	10	3	bis volle Minute
Klassisches Drücken	5	6-8	2 min
10 Minuten freie Wahl			

Schaffst du in jedem Satz des klassischen Drückens mindestens 7 Wiederholungen, kannst du das Gewicht um 5 kg erhöhen.

Workout V 1

Übung	Sätze	Wiederholungen	Pause
Frontkniebeugen	10	3	bis volle Minute
Klimmzüge	2	max	2 min
Dips	2	max	2 min
Bankdrücken	3	8-12	90 sek
Langhantelrudern	3	8-12	90 sek
10 Minuten freie Wahl			

Während die kumulative Erschöpfung des Workouts U 1 bei den Klimmzügen und Dips vor allem dabei hilft, die Muskeln besser auszureizen, ist es natürlich trotzdem wichtig, auch in Form klassischer Sätze bis zum Koordinationsversagen zu trainieren. Das gewöhnt dich daran, möglichst viele Wiederholungen in einem Satz zu absolvieren und stellt zudem wertvolles Feedback dar – du siehst sofort, wo du bezüglich Klimmzügen und Dips stehst und welche Fortschritte du machst.

Erhöhe beim Bankdrücken und Langhantelrudern das Gewicht jeweils um 5 kg, wenn du in allen drei Sätzen mindestens 10 Wiederholungen geschafft hast.

Workout V 2

Übung	Sätze	Wiederholungen	Pause
Frontkniebeugen	10	3	bis volle Minute
Bankdrücken	5	6-8	90 sek
Langhantelrudern	5	6-8	90 sek
10 Minuten freie Wahl			

Cardio C

Die erste Bekanntschaft mit dem hochintensiven Intervalltraining (HIIT) hast du bereits in der 13. Woche des Trainingsplanes gemacht. Doch HIIT beschränkt sich nicht auf das Tabata-Intervall. Es gibt beliebig viele Intervalleinteilungen. Entscheidend ist nur, dass die Trainingseinheit kürzer als 20 Minuten – 10 ± 6 Minuten sind optimal – und intensiv ist. Nicht ganz so intensiv wie die Frontkniebeugen-Challenge im Tabata-Stil, aber deutlich intensiver als eine gewöhnlich Cardio-Einheit im Stile der Dauermethode, wie sie beim „Cardio A"-Workout absolviert wurde.

Warum HIIT? Nun, die Vorzüge gegenüber der Dauermethode werden wir noch im Kapitel 6.2.1 zum Fettverbrennungstraining besprechen. Entscheidend an dieser Stelle ist lediglich zu wissen, dass HIIT für die gezielte Fettverbrennung später eine sehr wichtige Rolle spielen wird, sodass wir uns auf die damit einhergehenden Anforderungen vorbereiten sollten.

Was genau ist also in dieser Cardio-Einheit zu tun? Wähle eine der folgenden Aktivitäten:

➢ Rennen/Sprinten
➢ Fahrradfahren
➢ Schwimmen
➢ Rudern
➢ Crosstrainer

Die von dir ausgewählte Aktivität bleibt für die nächsten Wochen fest bestehen. Variieren kannst du jedoch von Einheit zu Einheit das genutzte Trainingsintervall. Wähle dazu aus den folgenden Intervallen:

➢ **40 sek lang 70% der maximalen Power gefolgt von 60 sek Pause für insg. 10 Durchgänge**
➢ **30 sek lang 90% der maximalen Power gefolgt von 90 sek Pause für insg. 8 Durchgänge**

> 60 sek lang 50% der maximalen Power gefolgt von 20 sek Pause für insg. 10 Durchgänge
> 20 sek lang 100% der maximalen Power gefolgt von 20 sek Pause für insg. 10 Durchgänge

In der praktischen Umsetzung sind zum Timing der Intervalle entweder dein Handy oder ein Intervall-Timer hilfreich. Schätzen funktioniert zwar auch, aber meist dehnen sich dann die Pausen unbewusst immer weiter aus, sodass es weniger effektiv ist. Die Prozentzahlenwerte für die Intensität sind nur ungefähre Richtlinien, die du natürlich intuitiv umsetzen kannst.

5.5.9 Woche 18-20

In den letzten Wochen des Einsteiger-Trainingsplanes kommt ein ganz neues Element hinzu: Split-Training. Bisher haben wir in den jeweiligen Workouts stets den ganzen Körper trainiert, weil das für Einsteiger schlicht die effizienteste Möglichkeit ist, Fortschritte zu erzielen. Grundsätzlich können auch fortgeschrittene Athleten hervorragende Ergebnisse mit Ganzkörper-Trainingsplänen erzielen. Doch zu einem guten Einsteigerplan gehört auch, dass verschiedene Methoden und Techniken des Krafttrainings ausprobiert werden, um zu sehen, welche davon am besten zu dir passen. Das Split-Training ermöglicht uns, die Intensität für die einzelnen Muskelgruppen in einem Workout zu erhöhen.

Trainingsplanung für Gruppe 1

Mo	Di	Mi	Do	Fr	Sa	So
W	X I	Pause	Y	Z I	Cardio C	Pause

Trainingsplanung für Gruppe 2

Mo	Di	Mi	Do	Fr	Sa	So
KDR + W	KDR + X II	Pause	KDR + Y	KDR + Z II	Cardio C	Pause

Eine weitere Neuerung: Während Cardio und Krafttraining bisher getrennt absolviert wurden, werden beide in den letzten Wochen teilweise kombiniert. Der Grund dafür: Einerseits ist das eine wichtige Vorbereitung auf die Fettverbrennungspläne und andererseits ist es zeitlich gesehen schlicht effizienter. Doch es erfordert auch eine gewisse Fitness, um Verletzungen zu vermeiden.

Denn grundsätzlich gilt: Je mehr Trainingsvolumen in einer Einheit absolviert wird, desto größer ist natürlich auch die Verletzungsgefahr. Deshalb können wir auf diese Möglichkeit erst jetzt zurückgreifen, wo du schon eine gewisse Grundlagenfitness aufgebaut hast.

Wann genau das Trainingsgewicht erhöht werden kann, werde ich in dieser letzten Phase nicht mehr explizit anmerken, denn das Prinzip bleibt immer das Gleiche. Wenn du in jedem Satz einer Übung die geforderten Wiederholungen geschafft hast, kannst du das Trainingsgewicht erhöhen.

Workout W

Übung	Sätze	Wiederholungen	Pause
Kniebeugen	3	3-5	0
Frontkniebeugen	3	12-15	3 min
Rumänisches Kreuzheben	2	8-12	2 min
10 Minuten freie Wahl			
Kettlebell-Swings	8	so viele wie möglich in 20 sek	10 sek

Für die Kettlebell-Swings im Tabata-Stil kann auch eine Kurzhantel verwendet werden, sofern keine Kugelhantel vorhanden ist. Ansonsten kannst du anstelle der Kettlebell-Swings Hock-Streck-Sprünge absolvieren.

Sollte dir die verwendete Übung, ob Swings oder Sprünge, noch unbekannt sein, so empfehle ich dir im Technikteil des Workouts ein wenig mit geringer Intensität zu üben und beim ersten Mal noch nicht ganz an deine Grenzen zu gehen. Verwende bei den Swings noch kein hohes Gewicht, 8-12 kg für Frauen und 12-16 kg für Männer reichen erfahrungsgemäß zunächst aus, da die Übung aufgrund mangelhafter Effizienz in der Bewegungsausführung anstrengend genug und die Belastung für Hintern und Beinbizeps (Rückseite der Oberschenkel) ungewohnt sein wird.

Gleichwohl ist kein wochenlanges Einüben erforderlich, da diese Übungen erstens koordinativ weniger anstrengend sind als die Grundübungen mit schweren Gewichten und zweitens deine Körperbeherrschung mittlerweile viel besser ist, sodass du neue Übungen schlicht viel schneller erlernen kannst.

Workout X I

Übung	Sätze	Wiederholungen	Pause
Klassisches Drücken	10	3	bis volle Minute
Klimmzüge	10	3	bis volle Minute
Dips	10	3	bis volle Minute
Langhantelrudern	2	8-12	0
Bankdrücken	2	8-12	3 min
10 Minuten freie Wahl			

Workout X II

Übung	Sätze	Wiederholungen	Pause
Klassisches Drücken	10	3	bis volle Minute
Langhantelrudern	10	3	bis volle Minute
Bankdrücken	10	3	bis volle Minute
10 Minuten freie Wahl			

Workout Y

Übung	Sätze	Wiederholungen	Pause
Kreuzheben	3	3-5	0
Ausfallschritte	3	20	3 min
10 Minuten freie Wahl			
Kniebeugen	so wenige wie möglich	75	so kurz wie möglich

Absolviere sowohl die Ausfallschritte als auch die Kniebeugen nur **mit dem eigenen Körpergewicht**. Wenn dir das zu leicht ist, kannst du die Wiederholungszahlen erhöhen. Umgekehrt können die Wiederholungszahlen natürlich auch reduziert werden, wenn die Anstrengung noch zu groß für dich ist.

Workout Z I

Übung	Sätze	Wiederholungen	Pause
Klassisches Drücken	2	12-15	90 sek
Klimmzüge	2	so viele wie möglich	3 min
Dips	2	so viele wie möglich	3 min
Langhantelrudern	2	15-25	0
Bankdrücken	2	15-25	3 min
10 Minuten freie Wahl			

Workout Z II

Übung	Sätze	Wiederholungen	Pause
Klassisches Drücken	2	12-15	90 sek
Langhantelrudern	5	5	3 min
Bankdrücken	5	5	3 min
10 Minuten freie Wahl			

5.5.10 Den Schwierigkeitsgrad steuern

Der vorliegende Trainingsplan ist wie jeder andere, nicht individuell abgestimmte Trainings-plan ein Modell. Es gibt keinen „allgemeingültigen" Trainingsplan, den jeder blind überneh-men und beste Erfolge damit erzielen kann. Dieser Einsteiger-Trainingsplan ist so konstruiert, dass er den Fähigkeiten und Bedürfnissen der meisten Trainingsanfänger gerecht wird. Doch wenn du das Gefühl hast, mit dem Plan über- oder unterfordert zu sein, dann zögere nicht, ihn an dein Fitnesslevel anzupassen. Jeder von uns bringt andere Voraussetzungen mit. Da ist es normal, dass die Parameter im Einzelfall angepasst werden sollten. Nachfolgend gebe ich dir einige Anregungen dafür, den Plan kinderleicht an deine Bedürfnisse anpassen zu können.

Den Schwierigkeitsgrad reduzieren

➢ Absolviere weniger Sätze
➢ Verlängere die Pausen
➢ Gehe seltener bis zum Koordinationsversagen
➢ Reduziere das Cardio
➢ Verwende häufiger leichtere Gewichte und erhöhe im Gegenzug für die jeweilige Übung die Anzahl der Wiederholungen (schwere Gewichte sind eine größere Belas-tung für das zentrale Nervensystem)

Den Schwierigkeitsgrad erhöhen

Im Prinzip kannst du hier das genaue Gegenteil von dem tun, was zur Reduzierung des Schwie-rigkeitsgrades nötig ist:

➢ Absolviere mehr Sätze
➢ Verkürze die Pausen
➢ Trainiere häufiger bis zum Koordinationsversagen
➢ Erhöhe dein Cardio-Pensum

Von einer erhöhten Frequenz der Verwendung schwerer Gewichte würde ich dir als Trainings-einsteiger jedoch abraten. Sie kommen in diesem Plan in ausreichender Häufigkeit vor. Wer zu oft mit schweren Gewichten trainiert, riskiert Überlastungen – speziell des zentralen Ner-vensystems. Weiterhin gilt es bei der Erhöhung des Schwierigkeitsgrades darauf zu achten, dass die ersten Wochen des Planes bewusst leichter gestaltet sind, denn in dieser Phase geht es bekanntlich um das Einstudieren der einzelnen Bewegungsabläufe grundlegender Übun-gen. Daher meine Empfehlung für dich: Erhöhe den Schwierigkeitsgrad des Musterplanes *nicht vor der 9. Woche*. Denn mit der 8. Trainingswoche zieht der Plan von den Anforderungen her merklich an. Solltest du dich trotzdem noch unterfordert fühlen, kannst du aber von da an jederzeit den Schwierigkeitsgrad erhöhen. Bedenke dabei jedoch auch die Möglichkeit, im Rahmen des athletischen Lebensstils aktiver zu werden.

5.6 Der Schlüssel zum Erfolg

Du hast nun das richtige Werkzeug zur Hand, um nachhaltig ins Trainings einzusteigen, eine hervorragende Kraft- und Ausdauerbasis aufzubauen, die Technik der wichtigsten Übungen zu erlernen, deinem gesamten Bewegungsapparat zu mehr Robustheit gegenüber körperlichen Herausforderungen zu verhelfen und deine Körperbeherrschung merklich zu verbessern. Nachdem wir das ganze Alphabet an Workouts durchgenommen haben, möchte ich dich an dieser Stelle für die wichtigste Zutat erfolgreichen und gesunden Krafttrainings sensibilisieren: **Konzentration.**

Dieser Punkt ist schon in den ersten Trainingswochen beim Erlernen der Grundübungen angeklungen. Doch ist sein Stellenwert für deine Entwicklung so hoch, dass ich ihn gerne noch vertiefen möchte. Die Ausführung komplexer Bewegungen mit (schweren) Zusatzgewichten ist kein Kinderspiel. Es ist vor allem mental eine große Herausforderung, die Muskeln entsprechend zu koordinieren. Eines muss dir klar sein: Du hast bereits viel mehr Muskelmasse, als du eigentlich benutzt. Die meisten Menschen nutzen deutlich weniger als 30% ihrer gesamten Muskelmasse, weil sie nicht in der Lage sind, sie ordentlich zu koordinieren.

Je konzentrierter du regelmäßig übst, desto besser wird deine Koordination, desto mehr Muskeln ziehen bei einer Bewegung an einem Strang und desto kraftvoller ebenso wie geschmeidiger wird die Bewegung!

Durch das regelmäßige konzentrierte Üben verbessert sich etwas, das allgemein als Körperbeherrschung bezeichnet werden kann. Genauer gesagt wird die sogenannte *Mind-Muscle-Connection* vertieft, die Verbindung von deinem Geist zu deinen Muskeln. Du lernst, deine Muskeln besser zu beherrschen, weil das Nervennetz erweitert wird. Dein Gehirn erhält dadurch detaillierteres Feedback und kann klarere Anweisungen senden. Doch eine solche Anpassung des Nervensystems geschieht vor allem dann, wenn wir aufmerksam und leidenschaftlich üben. Wenn wir uns voll auf das Training konzentrieren. Wenn wir uns in den Körper hineinfühlen, auf die Kontraktion der Muskeln zur Bewältigung der Bewegung fokussieren.

Wer nur im Autopilotenmodus trainiert und mit den Gedanken ganz woanders ist, der wird – wenn überhaupt – nur mit geringfügigen Verbesserungen hinsichtlich der Mind-Muscle-Connection rechnen können. Schon Arnold Schwarzenegger erkannte diesen Zusammenhang präzise genau als er sagte: *„You need to put your mind into the muscle."*

Verabschiede dich von dem Gedanken, Krafttraining sei reine Mechanik. Denn alles, was wir im Studio tun, wird letztlich vom Geist gesteuert. Ohne Konzentration haben wir keine Chance darauf, das Potential des Körpers auszuschöpfen. Ebenso wenig können wir Begeisterung für den Sport entwickeln, wenn wir uns nicht voll auf ihn einlassen und bei seiner Ausübung ständig abgelenkt sind. Deshalb halte dir immer vor Augen:

Beim Training gehören deine Gedanken ausschließlich auf das Training selbst gerichtet!

Je konzentrierter du übst, desto stärker wird deine Konzentrationsfähigkeit. Davon kannst du nebenbei auch in allen anderen Lebensbereichen profitieren. Doch auf deine Workouts bezogen bedeutet das: Du wirst zunehmend stärker, deine Bewegungen werden geschmeidiger, das Training macht als Folge daraus wesentlich mehr Spaß und wird zugleich *ein ungemein wertvoller Prozess zum Stressabbau*. Denn konzentriertes Training bringt Ordnung in das Alltagschaos des Geistes und fördert dadurch die Entspannung.

Durch konzentriertes Training wirst du dich insgesamt wesentlich ausgeglichener fühlen.

Du wirst nach deinem Workout vielleicht erschöpft und müde sein, aber trotzdem auch entspannt und zufrieden. Das ist sowohl für die Leistungsfähigkeit also auch im Sinne einer schlanken Figur extrem wichtig. Denn die dauerhaft erhöhte Ausschüttung von Stresshormonen wie Cortisol ist einer der größten Dickmacher überhaupt.

Die einfache Schlussfolgerung daraus: *Trainiere so konzentriert wie möglich.* Es wird dir anfangs wahrscheinlich schwerfallen, weil Multi-Tasking und der zunehmende Mangel an Konzentration geradezu charakteristisch für unsere Zeit sind. Doch um langfristig gesund und progressiv trainieren zu können, ist es schlicht eine Grundvoraussetzung. Denn nur mithilfe einer starken Konzentration kannst du dein Leistungspotential abrufen und zugleich technisch sauber trainieren.

Zugleich ist die Konzentration der Schlüssel, um die Gestalt des Trainingsprogrammes verstehen zu können. Ich habe in diesem Buch darauf verzichtet, ausschweifend theoretische Grundlagen zu erläutern. Wesentliche Aspekte kamen bei den einzelnen Workouts zur Sprache, damit du sie Schritt für Schritt verinnerlichen und ein wertvolles, grundlegendes, *praktisch geprägtes* Verständnis entwickeln kannst, ohne von ellenlanger Theorie gelangweilt zu werden und den Blick für die entscheidenden Zusammenhänge zu verlieren. Zudem werden eventuell auftretende Fragen im anschließenden FAQ-Teil beantwortet. Dennoch haben wir nicht nennenswert über einen trainingstheoretisch *„optimalen"* Einsteigerplan debattiert. Aus welchem Grund? Weil das trainingstheoretische Ideal den mentalen Aspekt nicht berücksichtigt!

Tatsache ist: Aus rein trainingstheoretischer Sicht hätte dieser Einsteigerplan wesentlich schnörkelloser gestaltet werden können. Man hätte von der ersten bis zur zwanzigsten Woche die wesentlichen Grundübungen mit konventionellen Sätzen trainieren können, unter Nutzung ganz simpler Schemata: 3x20 (Sätze x Wiederholungen), 3x15, 3x10, 3x5. Simpel und effektiv! Doch wurden bei diesem Plan Leitern, Pyramiden, Supersätze, Kombinationen aus schweren, leichten und moderaten Gewichten und verschiedene andere Techniken verwendet. Du weißt mittlerweile, dass die Variation der Reize wichtig ist, um Stagnation zu vermeiden. Doch das ist nicht der Grund für die Gestalt des Planes, denn so schnell tritt vor allem für Anfänger keine Stagnation ein. Es ging bei der Gestaltung dieses Trainingsplanes weniger um Abwechslung für den Körper, als vielmehr um Abwechslung für den Geist.

Meine Erfahrung mit Trainingsanfänger ist die Folgende: Je monotoner der Trainingsplan, desto schneller vergeht die Motivation. Menschen wollen gefordert werden, sie wollen Abwechslung.

Indem die Workouts *abwechslungsreich* doch zugleich *nicht überfordernd* gestaltet sind, wirst du ganz automatisch dazu gezwungen, *dich beim Training zu konzentrieren*. Dein Gehirn muss ständig umdenken. Auf diese Weise verhindern wir, dass du allmählich in den Autopilotenmodus übergehst, sobald die Grundübungen einmal erlernt sind.

Das ist für einen Trainingsplan eine wesentlich wichtigere Anforderung als die bestmöglichen physischen Reize zu setzen. Langfristig ist das Training stets eine Kopffrage. Es steht und fällt mit der Mentalität, mit der Leidenschaft und Motivation. In dieser Hinsicht ist der Autopilotenmodus wohl die größte Gefahr für den nachhaltigen Trainingserfolg – und er betrifft sehr viele Athleten. Schon nach wenigen Wochen verliert sich oftmals die Konzentration und infolgedessen zunehmend auch die Motivation. Training verkommt zur leidenschaftslosen Alltagsroutine, wie Zähneputzen und Wäsche waschen. Von diesem Punkt an ist es nur eine Frage der Zeit, bis das Unterbewusstsein den Sinn infrage stellt und nach einer Ausrede sucht, um auszusteigen. Deshalb liegt es in der Verantwortung der Trainer und Autoren bei der Gestaltung von Trainingsplänen den mentalen Aspekt einzubeziehen und dabei zu helfen, konzentriert zu agieren sowie Leidenschaft für den Sport zu entwickeln.

Das ist der simple Grundgedanke hinter dem Einsteigerplan dieses Buches. Er soll dich körperlich ebenso wie geistig abwechslungsreich fordern. Dennoch kann er nur dann funktionieren, wenn du deinen Teil dazu beiträgst: Versuche bei jedem Workout so konzentriert wie möglich zu sein.

Vergiss deinen Alltag, deinen Beruf, deine Verpflichtungen, Ziele, Träume oder Vergangenheit. Was beim Training zählt, ist die Übung, bei der du gerade bist. Versuche sie zu beherrschen. Versuche sie so geschmeidig und kraftvoll wie möglich auszuführen. Fühle die Hantel, fühle deinen Körper, fühle deine Muskeln. Beziehe so viele Muskeln wie möglich in eine Bewegung ein. Nimm in den Pausen *bewusst* die Spannung aus den Muskeln, atme möglichst tief ein und aus. Visualisiere in den Satzpausen den Bewegungsablauf des nächsten Satzes. In welchem Teil der Bewegung hattest du zuvor Probleme? An welcher Stelle kannst du dich verbessern? Vergiss den Traum vom Sixpack, vergiss den Trainingsplan, vergiss die nächsten Workouts. Dein gegenwärtiges Workout ist kein einfaches, unbedeutendes Glied in einer langen Kette von Workouts. Kein Mittel zum Zweck. Dieses gegenwärtige Workout ist alles, was zählt. Es verdient deine volle Aufmerksamkeit.

5.7 Häufig gestellte Fragen

Ein ausführlicher Trainingsplan wirft zumeist einige Fragen auf. Die häufigsten Fragen zum theoretischen Hintergrundverständnis und zur praktischen Anwendung habe ich nachfolgend für dich aufgelistet und beantwortet. Doch aus Erfahrung weiß ich genau, dass leider kein Buch und kein Trainingsplan gänzlich ohne offene Fragen auskommt. Zunächst möchte ich dir daher empfehlen, unbedingt schrittweise vorzugehen. Die Menge an Informationen kann manchmal dazu führen, dass wir den Überblick verlieren und dadurch wichtige Zusammenhänge aus den Augen verlieren. Der Trainingsplan ist so ausgelegt, dass mit der Zeit neue Techniken integriert werden und dadurch dein Verständnis schrittweise erweitert wird. Wenn du alles auf einmal liest und versuchst, es dir einzuprägen, kann das leicht unübersichtlich und lückenhaft werden, sodass Fragen entstehen, die eigentlich bereits beantwortet wurden. Deshalb ist es wichtig, den Trainingsplan wirklich Schritt für Schritt abzuarbeiten und dadurch den Berg an Daten auf *das aktuell Wesentliche* herunterbrechen zu können. Sollten noch weitere Fragen auftauchen, an irgendeiner Stelle Missverständnisse vorliegen, Interesse an weiterführenden Erklärungen bestehen oder Hilfestellungen bei der praktischen Realisierung im Rahmen deiner individuellen Voraussetzungen nötig sein, kannst du in der Online-Sektion jederzeit Kontakt mit mir aufnehmen. Mir geht es darum, dass du bestmöglich von diesem Trainingsplan (und den nachfolgenden Plänen) profitierst und damit gut, progressiv und nachhaltig arbeiten kannst, sodass etwaige Missverständnisse, Probleme oder Fragen geklärt werden sollten.

Mein Trainer im Studio hat mir empfohlen, anfangs an Maschinen zu trainieren, weil sie sicherer seien. Warum rätst du mir zum Training mit freien Gewichten?

Häufig wird damit argumentiert, dass Maschinen für Anfänger aufgrund der geführten Bewegung gesünder seien. Doch das ist ein Trugschluss. Die womöglich größte Verletzungsgefahr eines Athleten geht von Dysbalancen aus – ungleichmäßige Entwicklungen der Strukturen des Bewegungsapparates.

Das ist zum Beispiel der Fall, wenn zur Entlastung der Gelenke die Arme oder Beine nicht gestreckt werden, sodass nur über einen verkürzten Bewegungsumfang trainiert wird. Dann werden zwar die Muskeln trainiert, die Gelenke erhalten jedoch nur unterschwellige Reize, mit der Folge, dass die Hauptmuskeln viel stärker werden, die Gelenke jedoch nicht stabiler – die Verletzungsgefahr steigt.

Es ist auch der Fall, wenn die Muskeln des Körpers nicht gleichmäßig entwickelt werden und genau das passiert beim Einsatz von Trainingsmaschinen mit der Zeit. Durch die geführte Bewegung werden die Hauptmuskeln belastet während wichtige, stabilisierende Nebenmuskeln keine adäquaten Reizsetzungen erfahren. Mit der Zeit entsteht daraus eine Dysbalance, die zu

Verletzungen führen kann, wenn die Muskeln schließlich doch frei agieren müssen - zum Beispiel beim Tragen von Kartons oder Möbelstücken bei einem Umzug. Im Alltag sind Bewegungen nämlich nicht geführt, sodass spätestens hier viele Nebenmuskeln ins Spiel kommen. Sind sie nicht in der Lage, die von den Hauptmuskeln aufgebrachte, hohe Kraft zur Bewältigung schwerer Lasten durch ausreichende Stabilisation der Bewegung zu unterstützen, können Überlastungen und infolgedessen Verletzungen auftreten.

So viel zum gesundheitlichen Aspekt. Doch schon rein von der Effektivität her, sind solche Maschinen aufgrund der ungleichmäßigen Belastung des Körpers kein Ersatz für Freihantelübungen. Kraft beruht, wie du mittlerweile weißt, neben der reinen Muskelmasse vor allem auf der Koordination. Die wird jedoch bei solchen Maschinen nur marginal trainiert, sodass die dadurch aufgebaute Kraft für alltägliche Belastungen ziemlich wertlos ist.

Der Grund dafür, dass Trainer in Fitnessstudios den Einsatz solcher Maschinen empfehlen müssen, ist oftmals schlichtes Eigeninteresse des Studios.

Erstens kostet es vergleichsweise viel Zeit, die Grundübungen zu lehren und die Richtigkeit der Ausführung zu sicherzustellen – für das Studio bedeutet das hohe Personalkosten und natürlich auch Mühe, entsprechend qualifiziertes Personal überhaupt zu finden. Da ist es viel leichter, auf eine selbsterklärende Maschine zu verweisen.

Zweitens sind solche Maschinen quasi ein Aushängeschild für viele Studios. Langhantel, Ablagen und Klimmzugstange können sich schließlich die meisten Menschen auch für zu Hause besorgen. Aber eine Butterfly- oder Adduktorenmaschine? Dafür hat kaum jemand den Platz und das nötige Budget, denn solche Maschinen liegen für gewöhnlich im vierstelligen Bereich. Wenn man im Studio also den tollen, sicheren Trainingseffekt solcher Maschinen anpreist, ist das auch Werbung in eigener Sache.

Drittens kann man sich auf modernen Maschinen richtig schön wohlfühlen. Ja, es ist schlichtweg *leicht*, an Kraftmaschinen zu trainieren. Zur Steigerung des Gewichtes steckt man einfach den Stecker um, ohne umständlich eine Hantel gleichmäßig bestücken zu müssen. Oftmals kann man dabei noch schön bequem sitzen. Herrlich einfac.! Doch stärker wird man in erster Linie nur an der Maschine selbst. Die Kraft – das hatten wir bereits – lässt sich nur ineffizient auf komplexere Bewegungen übertragen. Die Latzugmaschine bringt dich nur langsam zum Klimmzug. Ein mangelhafter Fortschritt ist die zwangsläufige Folge des Versuches, auf bequeme Weise zu trainieren. **Training ist nicht bequem!** Es ist das genaue Gegenteil davon. Deshalb ist der Maschinen-Wellness-Ansatz schon vom Grundsatz her ausgesprochen fragwürdig.

Das heißt unterm Strich, die Grundübungen mit freien Gewichten sind den Maschinenübungen weit überlegen und solange du geduldig genug bist, langsam einzusteigen und dich in den ersten Wochen auf das Erlernen der Technik zu konzentrieren – wie es bei dem Trainingsplan dieses Buches ja der Fall ist – wirst du damit wesentlich bessere Ergebnisse erzielen können.

Trotz der geäußerten Kritik, gibt es allerdings durchaus auch positive Seiten der Maschinen.

Zunächst kann das Training daran wirklich Spaß machen. Deshalb ist der Einsatz dieser Maschinen in den „Freie Wahl"-Bereichen dieses Trainingsplanes vollkommen in Ordnung . Spaß an der Bewegung, Spaß am Training ist ein wichtiger Faktor für langfristige Motivation.

Außerdem können solche Maschinen für diejenigen sinnvoll sein, die körperlich schlicht nicht in der Lage sind, Grundübungen mit freien Gewichten auszuführen – selbst wenn nur die leere Hantelstange bewegt werden soll. Dieser Punkt bringt uns zur nächsten Frage.

Ich schaffe aufgrund meines hohen Körpergewichts keine einzige Kniebeuge. Wie soll ich trainieren?

Wer bereits Probleme mit einer einzigen freien Kniebeuge und folgerichtig höchstwahrscheinlich auch mit den anderen Grundübungen hat, sollte zunächst ein etwas anderes Vorgehen wählen und den auf die Voraussetzungen und Bedürfnisse des Durchschnittseinsteigers zugeschnittenen Trainingsplan auf einen späteren Zeitpunkt verschieben. Er wird dir trotzdem noch früh genug behilflich sein können, nur gilt es zunächst die dafür nötigen Voraussetzungen zu schaffen. Grundsätzlich gibt es zwei verschiedene Personengruppen, für die das Szenario zutreffen kann: Menschen mit schwerem Übergewicht und Menschen mit stärkeren Kraft- bzw. Koordinationsdefiziten.

Für Menschen mit schwerem Übergewicht ist es zunächst wichtig, das Körperfett zu reduzieren, bis sie in der Lage sind, einfache Grundübungen ohne Zusatzgewichte auszuführen. In diesem Ausnahmefall ist es also schon in der Anfangszeit in Ordnung, gezielt Körperfett zu reduzieren, weil es schlicht dringend notwendig ist.

Sollte das auf dich zutreffen, empfehle ich dir folgenden simplen, aber auf den Punkt zielführenden Ansatz:

1. Wende Schritt für Schritt die im 7. Kapitel besprochenen Ernährungsgrundlagen an.
2. Halte dich an den Grundgedanken des athletischen Lebensstils: Versuche dich im Alltag mehr zu bewegen – so viel du zeitlich kannst und körperlich verträgst.
3. Gehe Schwimmen. Der Auftrieb macht es zu einer sehr gelenkschonenden Aktivität.
4. Nutze wenn möglich Kraftmaschinen im Studio.

Das sind die wesentlichen Schritte, um bei größerem Übergewicht das Körperfett effektiv zu reduzieren und du siehst, unter dieser Grundvoraussetzung können die Maschinen im Studio durchaus sinnvoll sein. Mit ihnen kannst du solange trainieren, bis du für die Grundübungen mit freien Gewichten bereit bist. Der Zweck des Trainings an Maschinen besteht in diesem Fall jedoch weniger darin, Kraft aufzubauen, als vielmehr einfach körperlich aktiv zu sein und das motivierende Gefühl zu gewinnen, etwas für die eigene Fitness und Gesundheit zu tun. Das sind wertvolle Einflüsse für die Mentalität, die dir letztlich dabei helfen, weiter an dir zu arbeiten und nicht aufzugeben.

Gleiches empfiehlt sich für diejenigen, die zwar kein hohes Übergewicht haben, aber trotzdem nicht in der Lage sind, die Grundübungen mit der leeren Hantelstange ordentlich zu üben. Sofern gesundheitliche Ursachen ausgeschlossen sind, lässt sich dieses Koordinations- und Kraftdefizit nämlich schlicht auf einen Bewegungsmangel zurückführen. Daher gilt: Bewege dich mehr und verbessere dadurch das Zusammenspiel mit deinem Körper. Je aktiver du wirst, desto besser lernst du ihn beherrschen. Wenn du dich an das dritte Kapitel zum athletischen Lebensstil hältst, wirst du relativ schnell in der Lage sein, mit dem Einsteigerplan zu beginnen.

Du siehst: Es gibt in beiden Fällen keinen Grund dafür, zu verzweifeln oder die Angelegenheit unnötig zu verkomplizieren. Arbeite geduldig an deinem Lebensstil, wende die Ernährungsgrundlagen an und nutze gegebenenfalls ergänzend dazu die Maschinen im Studio, dann wirst du schon bald an der Lage sein, mit freien Gewichten zu trainieren und den Einsteigerplan auszuführen. Die Voraussetzung dafür, das haben wir schon besprochen, besteht darin, mindestens 15 freie Kniebeuge ohne Hantel zu schaffen.

Wenn du weitere Hilfe benötigst oder dir nach wie vor unsicher bist, was zu tun ist, kannst du jederzeit Kontakt mit mir aufnehmen. Für jedes Problem gibt es eine Lösung.

Kann ich die Grundübungen selbstständig erlernen oder brauche ich dafür die Anleitung eines qualifizierten Trainers?

Oft hört man davon, wie gefährlich es doch sei, die Grundübungen ohne die Anleitung eines qualifizierten Trainers zu erlernen. Doch diese Vorstellung ist falsch, denn Tatsache ist, die allermeisten Athleten lernen die Grundübungen ohne die Anleitung eines Trainers.

Entscheidend ist, die richtige Technik der Grundübungen zu verbreiten und ein geduldiges Vorgehen anzumahnen. Dafür gibt es schlicht keine Alternative. Einen guten Trainer zu empfehlen, ist natürlich der einfache Weg, doch er ist nicht praktikabel. Qualifikation hat in den meisten Fällen ihren Preis und einen guten Personal-Trainer können sich nur die wenigsten Menschen leisten. Hinzu kommt, dass Trainer speziell in kommerziellen Studios nicht immer in der Lage sind, die saubere Technik der Grundübungen zu erklären.

Ich kann mich gut daran erinnern, wie in einer großen Studiokette auf den Bildschirmen die Ausführung einer Kniebeuge abgebildet wurde. Was soll ich sagen? Ob dieser stark fehlgeleiteten Instruktion, auf die einige der dort arbeitenden Trainer zurückgegriffen haben, dreht sich mir noch heute der Magen um. Wer die richtige Technik der Grundübungen in aller Ausführlichkeit kennenlernen will, sollte einen Blick in das Buch *Starting Strength* von Mark Rippetoe werfen – dort werden die wesentlichen Übungen in aller Ausführlichkeit erklärt, sodass kaum noch Fragen offenbleiben. Ansonsten findest du kompakte Darstellungen der Techniken unter anderem in der Online-Sektion.

Wichtig zum Erlernen der Techniken sind vor allem zwei Elemente: **Geduld** und **Reflektion**.

Übungen sauber beherrschen zu lernen, ist zunächst vor allem eine Frage der Geduld. Es dauert schlicht lange, die Feinheiten eines komplexen Bewegungsablaufes zu verinnerlichen. Denn es geht nicht nur darum, den theoretischen Ablauf zu kennen, sondern vor allem darum, dieses Wissen an die Muskeln weiterzugeben und sie entsprechend zu koordinieren. Die Mind-Muscle-Connection lässt grüßen. Die Übungen müssen und können also nicht direkt perfekt beherrscht werden. Stattdessen sollten die wesentlichen Eckpfeiler der Bewegungsabläufe verinnerlicht und *fortwährend* eingeübt werden. Mit steigenden Trainingsgewichten verbessert sich parallel dazu dann auch die Technik.

Daher ist es neben der Geduld wichtig, deine gegenwärtige Bewegungsausführung immer wieder zu hinterfragen. Aus diesem Grund kam in den ersten Wochen und bei der Integration neuer Übungen auch stets die Reflektionsleiter zum Einsatz. Es ist besonders in der Anfangszeit, gelegentlich sogar noch nach Jahren des Trainings, wichtig, immer wieder zu überprüfen, ob sich Fehler in die eigene Technik eingeschlichen haben. Zu diesem Zweck kannst du entweder einen kompetenten Trainingspartner um Feedback bitten oder aber ganz einfach ab und an ein kurzes Video von der Technik anfertigen. Auf diese Weise kannst du deine Technik von außen beobachten und schauen, wo sich eventuell Fehler eingeschlichen haben. Wenn du dir unsicher bist, was speziell in der Anfangszeit bei vielen Athleten der Fall ist, kannst du mir gerne ein kurzes Video deiner Bewegungsausführung an *philipp.lehmann@simply-progress.de* senden, um Feedback von mir zu erhalten.

Solange du diese beiden Aspekte, Geduld und Reflektion, berücksichtigst, gibt es jedoch keinen Grund, sich von der Idee, man könne solche Übungen nicht ohne Anleitung eines Trainers erlernen, verunsichern zu lassen. Das funktioniert zweifellos, was auch daran liegt, dass kluge Athleten in der Anfangszeit noch niedrige Gewichte verwenden, sodass die Verletzungsgefahr trotz anfänglicher technischer Fehler, die übrigens auch unter qualifizierter Anleitung aufgrund mangelhafter Koordination zwangsläufig passieren, verschwindend gering ist.

Wie soll ich mit dem Trainingsplan verfahren, wenn ich mal sehr erschöpft oder gesundheitlich angeschlagen bin?

Solche Tage hat jeder. Menschen können nicht 24 Stunden am Tag und sieben Tage die Woche hundertprozentig leistungsfähig sein. Du kannst sogar davon ausgehen, langfristig für jedes richtig gute Workout ein vergleichsweise mieses Workout zu erleben. Das passiert, das ist normal, kein Grund zu Sorge.

Entscheidend ist, unterscheiden zu lernen, wann man eine Pause benötigt, wann die Trainingsintensität reduziert werden sollte oder wann trotzdem normal trainiert werden kann. Das lässt sich jedoch nicht theoretisch vermitteln. Die einzige Möglichkeit, diese Fähigkeit zu erlernen und zu vertiefen, besteht darin, ***Erfahrungen*** zu sammeln. Denn es ist eine intuitive Fähigkeit, den Grad der Erschöpfung des eigenen Körpers einzuschätzen und entsprechende Rückschlüsse für das Training zu ziehen.

Ich kann dich nur dazu ermutigen, jeden Trainingsplan stets als Orientierung anzusehen und im Zweifelsfall lieber deiner Intuition zu folgen. Wenn du erschöpft bist, der Trainingsplan jedoch eine besonders intensive Einheit vorsieht, was ist dann wohl die klügste Entscheidung? Gegen den Körper anzukämpfen oder seinem „Rat" zu folgen und für diese Einheit etwas den Dampf rauszunehmen? Es liegt auf der Hand: Langfristig funktioniert es nicht, gegen den Körper zu arbeiten. Im Rahmen einer Challenge, beispielsweise eines einzelnen, sehr intensiven Workouts, wie in der 14. Woche des Einsteigerplanes angedeutet, kann man das tun, um seine Grenzen auszuloten. Doch es ist sicher keine Dauerlösung. Deshalb sollte jeder Athlet lernen, den Grad der eigenen Erschöpfung einzuschätzen und sich folgende drei Fragen zu beantworten:

1. **Benötige ich eine vollständige Pause?**
2. **Sollte ich mit leichteren Gewichten und einer geringeren Intensität trainieren?**
3. **Wird sich die Müdigkeit schnell wieder legen, sodass ich normal trainieren kann?**

Die nötige Selbsteinschätzung ist gar nicht so hoch, wie du vielleicht anfangs glauben magst. Um die Situation möglichst frei und klug beurteilen zu können, ist es allerdings entscheidend, sich selbst nicht allzu sehr unter Druck zu setzen. Das passiert beispielsweise besonders dann, wenn man krampfhaft abnehmen will. Denn dann versucht man die Sache manchmal auch auf Kosten der eigenen Gesundheit zu erzwingen. Doch das ist, wie du schon in den vorangegangenen Kapiteln zur Mentalität und zum Lebensstil gemerkt hast, nicht die Vorgehensweise dieses Buches. Denn dieser Ansatz ist zumeist nicht nachhaltig. Wer aus Überzeugung und Leidenschaft trainiert, versetzt sich in die Lage, nachhaltige Entscheidungen zu treffen. Dann obsiegt der gesunde Menschenverstand.

Ich muss den Trainingsplan aufgrund einer Geschäftsreise für zwei Wochen unterbrechen. Wie gehe ich dabei am besten vor?

Auch längere Zwangspausen gehören dazu. Ob nun eine Geschäftsreise, Verletzung oder Erkrankung – Unterbrechungen lassen sich nicht gänzlich vermeiden. Deshalb ist es gut zu wissen, wie in einem solchen Fall verfahren werden soll. Meistens dauert eine solche Pause nicht länger als drei Wochen.

Solltest du länger als drei Wochen aussetzen, rate ich dir dazu, den Trainingsplan von vorne zu beginnen. Wenn du dann das Gefühl hast, die ersten Phasen wären nicht fordernd genug, kannst du sie zeitlich auf genau eine Woche reduzieren. Du beginnst dann also mit der ersten Phase des Trainingsplanes, führst sie jedoch nur eine Woche lang aus und gehst dann zur zweiten Phase über. Das machst du solange, bis du in einer Phase angelangt bist, die in etwa deinem gegenwärtigen Leistungsniveau entspricht. In den meisten Fällen wird das die Phase sein, in der du den Plan zuvor unterbrechen musstest. Manchmal – wenn die Unterbrechung sehr lange andauerte – kann es jedoch auch schon eine vorherige Phase sein.

Fehlst du weniger als eine Woche, so kannst du mit dem Plan direkt dort fortfahren, wo du ihn unterbrochen hast bzw. – wenn das organisatorisch günstiger ist – 1-2 Workouts überspringen, um wieder in den wöchentlichen Rhythmus zu kommen. Das ist kein Problem.

Musst du jedoch länger als eine Woche und weniger als drei Wochen aussetzen, so rate ich dir dazu, eine Wiedereinstiegswoche einzuplanen. Bevor du also mit dem Trainingsplan an der Stelle der Unterbrechung fortfährst, gilt es eine Woche lang den Körper wieder auf das Training einzustellen und die Übungsausführung einzuschleifen. Dazu empfehle ich dir ein ganz simples Workout, welches du dreimal in dieser Woche ausführen kannst:

Übung	Sätze	Wiederholungen	Pause
Kniebeugen	3	12-15	90 sek
Klassisches Drücken	3	12-15	90 sek
Klimmzüge	1	so viele wie möglich	90 sek
Dips	1	so viele wie möglich	90 sek
Kreuzheben	2	12-15	90 sek
10 Minuten freie Wahl			

Bei den Klimmzügen und Dips kannst du bis zum Koordinationsversagen trainieren – deshalb wird von diesen beiden Übungen jeweils nur ein Satz ausgeführt. Bei den anderen drei Übungen gilt es auf das Koordinationsversagen zu verzichten. Behalte stets noch 1-2 Wiederholungen im Tank.

Diese Wiedereinstiegswoche dient in erster Linie der Verletzungsprävention. Ich weiß, dass es manchmal schwierig ist, geduldig und langsam einzusteigen. Oft möchte man am liebsten direkt wieder loslegen, wie man es gewöhnt ist. Doch das ist nicht nur gefährlich, sondern auch ineffizient. Denn du wirst in der einen Woche schlicht nicht viel mehr für Kraft- oder Muskelaufbau tun können, als von der Wiedereinstiegswoche verlangt. Das würdest du spätestens am ersten Tag nach dem ersten Workout spüren, wenn du auf eine Wiedereinstiegswoche verzichtest. Dann hättest du nämlich höchstwahrscheinlich einen sehr großen Muskelkater – und das ist in diesem Fall kein gutes Zeichen. Es zeigt nur, dass diese Trainingseinheit ineffizient war, weil größere Schäden entstanden sind und der Körper länger zur Regeneration braucht. Daher macht es keinen Sinn, auf die Wiedereinstiegswoche zu verzichten, denn verglichen mit dem möglichen Gewinn lohnt sich das Risiko nicht.

5.8 Zusammenfassung

Wesentliche Informationen und Zusammenhänge dieses Kapitels habe ich noch einmal kurz und knackig für dich zusammengefasst, damit du sie für den weiteren Verlauf deiner Trainings-bestrebungen verinnerlichen und anwenden kannst:

> ➢ Trainingspläne sind keine exakte Wissenschaft, sondern nur eine Orientierungshilfe. Habe keine Angst davor, einen Trainingsplan an dein Leistungsvermögen, deine Tages-form und deine Lebensbedingungen anzupassen.

> ➢ Der Trainingseinstieg sollte unabhängig ästhetischer Zielsetzungen sein, um geduldig an den wesentlichen Voraussetzungen zu arbeiten: Aufmerksames Einstudieren der Techniken grundlegender Übungen, Präparation des Bewegungsapparates, Aufbau von Kraft, Ausdauer und Körperbeherrschung.

> ➢ Trainiere von punktuellen Herausforderungen abgesehen nicht bis zum Muskel-, son-dern nur bis zum Koordinationsversagen. Dieses ist erreicht, wenn du spürst, keine weitere Wiederholung mit *sauberer* Technik mehr bewältigen zu können.

> ➢ Jede Trainingseinheit sollte mit einem Warm-Up beginnen, um Körper und Geist auf Betriebstemperatur zu bringen, und mit einem Cool-Down enden, um Stoffwechsel-endprodukte abzubauen und die Regeneration einzuleiten.

> ➢ Das Techniktraining vor einem Hauptworkout ist eine hervorragende Möglichkeit, neue Übungen zu erlernen oder die Technik bekannter Übung zu verfeinern. Denk im-mer daran: Selbst erfahrene Athleten können ihre Technik bei der Ausführung kom-plexer Bewegungen noch verbessern.

> ➢ Grundübungen wie Kniebeugen, Kreuzheben, Klassisches Drücken, Bankdrücken, Dips, Klimmzüge und Rudern trainieren viele Muskeln mit vergleichsweise hohen me-chanischen Lasten im Verbund, entfesseln dadurch Synergieeffekte und entwickeln den Körper gleichmäßig und effektiv weiter.

> ➢ Dysbalancen gehören zu den häufigsten Ursachen für Verletzungen. Trainiere deinen ganzen Körper stets in einem ausgewogenen Maße (um Gottes Willen nicht die Beine auslassen!) und nutze bei der Übungsausführung den vollen Bewegungsumfang, um unter anderem auch die Gelenke adäquat zu fordern und zu fördern.

> ➢ Man kann nicht immer Vollgas geben. Wenn du meinst, eine Pause zu benötigen oder einen Gang runterschalten zu müssen, dann tu das. Lass dich nicht von irgendwelchen Zielsetzungen (speziell ästhetischer Natur) dazu verleiten, auf Kosten deiner Gesund-heit zu trainieren.

> ➢ Körperliche Herausforderungen sind sehr wichtig, um die eigenen Grenzen kennenzu-lernen und dadurch Selbstvertrauen gewinnen zu können.

> ➢ Die Konzentration ist das entscheidende Element für erfolgreiches und nachhaltiges Training. Konzentriere dich bei jeder Einheit so gut wie möglich. Lerne dadurch deinen Körper kennen und kontrollieren.

6 Das richtige Training für die Fettverbrennung

Nachdem das Fundament gelegt wurde, können wir einen Gang zulegen und unsere Trainingsbestrebungen gezielter auf den Fettabbau ausrichten. Viele Elemente aus dem Einsteiger-Trainingsplan wirst du wiedererkennen und dadurch besser nachvollziehen können, warum sie Teil dieses Planes waren. Wenn du den Einsteigerplan durchgezogen hast, wirst du bestens auf das Fettverbrennungstraining vorbereitet sein.

Nachfolgend zeige ich dir, wie du dein Trainingsprogramm gestalten kannst, um möglichst effektiv doch zugleich auch *nachhaltig* Körperfett zu verbrennen. Denn sind wir mal ehrlich: Fett zu verbrennen ist eigentlich keine große Kunst – das schaffen die meisten Menschen auch ohne Anleitung. Die Schwierigkeit besteht jedoch darin, dauerhaft schlank zu bleiben. Daran scheitern die meisten Diäten und Selbstversuche. Du wirst daher feststellen, dass bei allen Anregungen zur gezielten Fettverbrennung in diesem Buch die Nachhaltigkeit stets den größten Stellenwert genießt. Beginnen wir also mit der Frage, inwiefern das richtige Training entscheidend für die Nachhaltigkeit der Fettverbrennung ist.

6.1 Der Schlüssel zur Nachhaltigkeit liegt im Muskelerhalt

Damit der Körper Fett abbaut, muss zwangsläufig ein Kaloriendefizit erzeugt werden. Man spricht davon, den Körper in einen „*katabolen*" (abbauenden) Zustand zu bringen. Doch beschränkt sich der katabole Zustand nicht nur auf die Fettpolster, sondern betrifft auch andere Strukturen, zum Beispiel die Muskeln. Evolutionsbedingt baut der Körper sogar deutlich lieber Muskeln als Fett ab. Denn Muskeln kosten schon im Ruhezustand viel mehr Energie, während die Fettdepots wichtige Rücklagen sind, um in Mangelsituationen überleben zu können. Heutzutage erleben die meisten Menschen der westlichen Gesellschaft zwar kaum noch solche Mangelsituationen. Doch in der Steinzeit, *an deren Bedingungen der Körper auch heute noch angepasst ist*, war Nahrungsknappheit an der Tagesordnung. Um zu überleben, musste der Körper seine Depots so gut es ging schützen und zu diesem Zweck im Falle eines Defizits seinen Energieverbrauch senken. Den Verbrauch kann unser Körper zum Beispiel durch den Abbau kostspieliger Muskelmasse oder - dazu kommen wir gleich noch - durch das Herabsenken der Stoffwechselaktivitäten verringern.

Ein Abbau der Muskelmasse senkt den Energieverbrauch.

Umgekehrt *erhöht der Muskelaufbau den Energieverbrauch*, weshalb der Fettabbau umso besser funktioniert, je mehr Muskelmasse wir haben.

Das ist ein entscheidender Knackpunkt, den viele Wunderdiäten nicht berücksichtigen. Denn was ist die Folge einer Reduzierung des Energieverbrauchs durch Muskelabbau? **Die Diät wird zunehmend ineffizient.** Die Kalorienzufuhr muss immer weiter gesenkt werden, der Körper steuert immer stärker gegen – auch auf der emotionalen Ebene. Es entsteht ein Teufelskreislauf, aus dem es nur ein Entkommen gibt: Eine Erhöhung der Energiezufuhr. Da nun allerdings durch den Verlust wertvoller Muskelmasse der Energieverbrauch geringer ausfällt, bauen wir automatisch Fett auf, wenn wir unsere Ernährung auf den Normalzustand zurückstellen. Das ist der berühmte Jojo-Effekt. Unterm Strich bedeutet das:

Wir müssen den Körper möglichst daran hindern, Muskelmasse abzubauen – und ihn stattdessen dazu zwingen, sich bei den Fettdepots zu bedienen.

Wie das funktioniert? Ganz einfach: Durch schweres Krafttraining. Denk an das simple Prinzip: *Use it or loose it*. Im Zustand des Kaloriendefizits gilt dies umso mehr. Nur wenn die Muskeln regelmäßig wirklich gebraucht werden, können wir sie schützen. Schwere Gewichte sind dabei besonders wichtig, weil die größten Muskelfasern nur bei hohen Widerständen eingebunden werden. Bei jeder Bewegung werden zuerst die kleinsten Muskelfasern aktiviert, dann die mittleren und schließlich die größten Fasern. Nur auf diese Weise können Bewegungen ordentlich koordiniert werden.

Krafttraining mit schweren Gewichten schützt die Muskulatur.

Schlussfolgerung: Binde unbedingt Grundübungen mit schweren Gewichten (und niedrigen Wiederholungszahlen) in deinen Trainingsplan ein. Klassische Schemata sind 5x5, 10x3 oder auch 3x3 und 3x5 (Sätze x Wiederholungen).

6.2 Bring den Stoffwechsel auf Touren

Um effektiv und zugleich weiterhin nachhaltig Körperfett zu verbrennen, gilt es den Stoffwechsel, auch Metabolismus genannt, anzuheizen. Denk daran, dass der Körper stets versucht ist, seine Depots zu schützen. Neben dem Muskelabbau kann dies durch die Reduzierung der Stoffwechselaktivitäten, also die Gesamtheit aller biochemischen Prozesse im Körper, geschehen. Im Detail kommen dann zum Beispiel Adaptionsprozesse zum Erliegen, die Regeneration dauert länger, das Immunsystem ist weniger widerstandsfähig. Kurz gesagt: Der Körper geht in den Energiesparmodus über.

Wir wollen natürlich das genaue Gegenteil davon. Wir wollen seinen Energieverbrauch steigern, um ordentlich Fett zu verbrennen. Denn auf diese Weise sind wir deutlich weniger auf eine verminderte Kalorienzufuhr, die stets die bereits besprochene Gefahr des Jojo-Effektes in sich birgt, angewiesen. Das schwere Krafttraining trägt bereits einen Teil dazu bei, den Stoffwechsel anzukurbeln. Das ist eine zwangsläufige Folge aus der intensiven Muskelbeanspruchung, die unter anderem diverse Regenerations- und (im Kaloriendefizit nur in einem geringen Maße) auch Aufbauprozesse einleitet. Hinzu kommt der athletische Lebensstil, der durch seine Bewegungsvielfalt den Energieverbrauch ebenfalls erhöht. Doch es gibt noch zwei weitere mächtige Werkzeuge, die du in deinem Trainingsplan berücksichtigen solltest, um dem Stoffwechsel einzuheizen.

6.2.1 Trainiere bevorzugt kurz und intensiv

Intensität ist Trumpf für eine nachhaltige Erhöhung des Energieverbrauches, denn niedrigintensives, langanhaltendes Training hat *nach* dem Workout nur geringe Auswirkungen auf die Stoffwechselaktivitäten.

Das ist ein Fehler, den zum Beispiel viele Jogger begehen, die durch langandauernde Einheiten im „*Fettverbrennungspuls*" abnehmen wollen. Der Energieverbrauch während des Trainings mag höher ausfallen, doch er wird nicht nachhaltig erhöht, weil die großen Muskelfasern kaum beansprucht werden und die Intensität zu gering ist. Zudem wird durch langes, monotones Ausführen einer Bewegung vor allem die Bewegung selbst optimiert, statt Stoffwechsel und Ausdauer zu trainieren.

Eine Bewegung zu optimieren bedeutet ihren Energieverbrauch zu senken.

Mit der Zeit verbraucht das Laufen folglich immer weniger Energie, erhöht aber gleichzeitig merklich den Hunger, sodass insgesamt nur ein geringes Kaloriendefizit entsteht. Verstärkt wird dieser Effekt durch die Tatsache, dass die Optimierung einer Bewegung automatisch den Abbau unnötiger Muskeln beinhaltet. In diesem Fall sind das die größten, „schnell-zuckenden" Muskelfasern, die bei einer Ausdauerbewegung kaum beansprucht werden.

Schließlich wirken sich lange, niedrigintensive Trainingseinheiten auch negativ auf den für den Fettabbau überaus wichtigen Testosteronspiegel aus.

Drei Vorteile hat diese Trainingsform dennoch: Sie stellt eine deutlich geringere Belastung für das Zentralnervensystem dar, trainiert das Herz und fördert die Durchblutung im Körper, wodurch sie gut geeignet zur Unterstützung der Regeneration ist. Ein lockerer Lauf am Wochenende kann also durchaus hilfreich sein, um sich von intensiven Trainingseinheiten zu erholen.

Für die Fettverbrennung ist es allerdings wichtig, bevorzugt kürzere und intensivere Einheiten zu absolvieren. Denn neben dem deutlich besseren Muskelerhalt, den positiven Auswirkungen auf den Testosteronspiegel und der enormen Zeiteffizienz erzeugt kurzes, intensives Training einen sogenannten *Nachbrenneffekt*. Das heißt, die Stoffwechselaktivitäten sind auch noch lange nach dem Training signifikant erhöht. Auf diese Weise wird beim Training selbst aufgrund der relativ kurzen Dauer zwar etwas weniger Energie verbraucht, doch dafür werden noch bis zu 48 Stunden *nach* einer intensiven Einheit mehr Kalorien verbrannt! Kurze, intensive Einheiten sind also deutlich besser geeignet, um Körperfett zu verbrennen. In der praktischen Umsetzung bieten sich gleich mehrere Methoden an, von denen ich dir die Wichtigsten kurz vorstellen möchte.

HIIT

Das hochintensive Intervalltraining ist eine sehr einfache und dennoch zugleich sehr wirkungsvolle Methode, die Fettverbrennung ins Rollen zu bringen. Wir haben diese Technik schon im Einsteiger-Trainingsplan eingebunden und kennengelernt.

Falls du schon etwas fortgeschrittener bist und den Einsteigerplan überspringen konntest, habe ich hier nochmal eine kleine Zusammenfassung für dich. Solltest du mit HIIT schon Bekanntschaft geschlossen haben, kannst du zur nächsten Technik (**Zirkel**) springen.

Wie der Name schon erkennen lässt, werden beim HIIT die Trainingseinheiten in zwei verschiedene Intervalle aus hoher und niedriger Belastung unterteilt. Mein persönliches Lieblingsintervall ist aufgrund seiner hohen Zeiteffizienz das Tabata-Intervall. Dabei wechseln sich 20 Sekunden maximale Belastung und 10 Sekunden Pause für insgesamt vier Minuten ab – es gibt also acht aufeinanderfolgende Durchgänge. In puncto Fettverbrennung ist dieses Intervall besonders effektiv, wenn es auf die Frontkniebeuge angewendet wird. Wer es richtig macht, kann nach den vier kurzen Minuten kaum noch stehen. Schon nach 2 Minuten werden die Muskeln langsam dichtmachen. Hier hilft nur ein starker Wille weiter. Zwei solcher Einheiten pro Woche heizen dem Stoffwechsel bereits enorm ein. Es ist meine wirkungsvollste Technik, um die Fettverbrennung eines Athleten auf simpelste Art und Weise wieder ins Rollen zu bringen.

Grundsätzlich gibt es aber beliebig viele verschiedene Intervalleinteilungen in den unterschiedlichsten Schwierigkeitsgraden. Hier einige Beispiele:

- **30 sek lang 80% der maximalen Power gefolgt von 30 sek Pause für insg. 10 Durchgänge**
- **30 sek lang 80% der maximalen Power gefolgt von 60 sek Pause für insg. 10 Durchgänge**
- **60 sek lang 60% der maximalen Power gefolgt von 30 sek Pause für insg. 8 Durchgänge**
- **60 sek lang 60% der maximalen Power gefolgt von 60 sek Pause für insg. 8 Durchgänge**
- **40 sek lang 75% der maximalen Power gefolgt von 20 sek Pause für insg. 12 Durchgänge**
- **40 sek lang 75% der maximalen Power gefolgt von 40 sek Pause für insg. 12 Durchgänge**
- **40 sek lang 75% der maximalen Power gefolgt von 60 sek Pause für insg. 12 Durchgänge**

Du kannst dir die Intervalle beliebig und entsprechend deines Leistungsniveaus anpassen. Beachte dabei aber, dass eine HIIT-Einheit nicht länger als 20 Minuten dauert. 10 ± 6 Minuten stellen einen guten zeitlichen Rahmen dar.

Anwenden kannst du die Methode auf verschiedenste Cardio-Aktivitäten. Hier ein paar Beispiele:

- Sprinten
- Boxen
- Seilspringen
- Kettlebell-Swings
- Reifenumdrehen
- Schwimmen
- Rudern
- Fahrradfahren
- Burpees

Und natürlich im Falle des Tabata-Intervalls auf die Frontkniebeuge.

Zirkel

Zirkel-Training ist eine klassische Fettverbrennungsmethode und dir vielleicht schon aus dem Schulunterricht bekannt. Bei einem Zirkel wird eine festgelegte Auswahl an Übungen nacheinander und ohne Pause ausgeführt. Sobald alle Übungen durch sind, wird kurz pausiert und der Zirkel wiederholt. Drei bis fünf Zirkel reichen meistens vollkommen aus, um dem Stoffwechsel einzuheizen.

Auch diese Methode ist sehr vielseitig, weil du die verschiedensten Übungen miteinander kombinieren kannst. Entscheidend für die Fettverbrennung ist, dass möglichst der ganze Körper beansprucht wird. Dazu drei verschiedene Beispiele:

- 15 Kniebeugen -> 15 Liegestütze -> 15 Crunches -> 15 Hockstrecksprünge -> 1 min Pause (ohne Zusatzgewichte)
- 10 Kniebeugen -> 30 Kettlebell-Swings -> 5 Klimmzüge -> 30 Kettlebell-Swings -> 5 Dips -> 30 Kettlell-Swings (ggf. Zusatzgewichte bei Kniebeugen, Klimmzüge, Dips) -> 2 min Pause
- 8 Power-Cleans -> 10x Bankdrücken -> 10 Weitsprünge -> 20 Ausfallschritte -> 1,5 min Pause

Du kannst diese Zirkel selbstverständlich ganz an deine persönliche Fitness anpassen. Indem du die Pausen, Wiederholungen oder Durchgänge reduzierst/erhöhst.

Finisher

Der Finisher ist die wahrscheinlich einfachste Möglichkeit, ein Kraft-Workout um eine Fettverbrennungskomponente zu ergänzen. Dabei wird am Ende des Workouts in einem Zeitfenster von 5-10 Minuten der Stoffwechsel durch den Einsatz intensiver Techniken wie Zirkel oder Intervalltraining noch einmal richtig auf Touren gebracht. Hier einige Beispiele für fettverbrennende Finisher:

> - 3 Push-Presses + 1 Burpee, eine Minute lang ohne Pause im Wechsel, 30 sek Pause, 5 Durchgänge
> - Kettlebell-Swings Tabata (20 sek volle Power gefolgt von 10 sek Pause für 8 Durchgänge)
> - 30 Kettlebell-Swings, 1 min Pause, 5 Durchgänge
> - 1 Sprung-Kniebeuge + 1 Liegestütz, 30 sek ohne Pause im Wechsel, danach 30 sek Pause, 5 Durchgänge
> - 8 Sprung-Kniebeuge + 2 explosive Klimmzüge, 30 sek Pause, 8 Durchgänge
> - 90 sek Farmer's Walk + 5 Liegestütze, 30 sek Pause, 6 Durchgänge
> - 5 Power Cleans + 8 Liegestütze mit Sprung + 25 Kettlebell-Swings, 1 min Pause, 4 Durchgänge
> - 1 Minute Rudermaschine + 1 min Farmer's Walk + 10 Hockstrecksprünge, 1 min Pause, 5 Durchgänge
> - Kniebeugen-Leiter: 1 Kniebeuge, 1 Atmenzug Pause, 2 Kniebeugen, 2 Atemzüge Pause, 3 Kniebeugen, 3 Atemzüge Pause, …. bis du nicht mehr kannst
> - 25 m Hügelsprint, Pause solange das Runterlaufen dauert, 8 Durchgänge
> - 30 sek Seilspringen, 30 sek Pause, 10 Durchgänge

Wie du siehst, ist das Prinzip vielseitig, sodass man seiner Fantasie freien Lauf lassen kann. Im Grunde geht es nur um einen Kerngedanken: Heize dem Stoffwechsel am Ende eines Workouts nochmal richtig ein, um einen möglichst großen Nachbrenneffekt zu erzeugen.

Komplex

Der Komplex gehört sicher zu den genialsten Trainingsmethoden für die Fettverbrennung ebenso wie für den Muskelaufbau.

Zugegeben: Man hätte einen besseren Namen für diese wirkungsvolle Trainingstechnik finden können, weil die Bezeichnung „Komplex" im allgemeinen Sprachgebrauch eher mit Minderwertigkeitskomplexen verbunden wird. So können leicht Verwechslungen entstehen. Allerdings eröffnet das kleine Wortspiel auch unterhaltsame Möglichkeiten. Zum Beispiel, wenn du mal die Reaktion der Leute beobachtest, nachdem sie dich nach deinem Trainingsplan fragen und du trocken antwortest: Ich trainiere meistens mit Komplexen. Häufig setzen sie dann eine verdutzte Mine auf, die sich irgendwo zwischen „Ich wusste es!" und „Ist der gerade sarkastisch?!" befindet.

Doch außer Verwirrung zu stiften, liefert das Komplex-Training natürlich auch handfeste Argumente. Es handelt sich bei dieser Methode um eine Kombination aus klassischen Sätzen und Zirkeltraining. Man nimmt einen Verbund an Übungen und führt sie nacheinander aus, jedoch mit Pausen zwischen den einzelnen Übungen.

Zur Veranschaulichung ein kleines Beispiel:

> *Nehmen wir die Übungen Kniebeugen, Power Clean und Hockstrecksprünge. Führe zuerst die Kniebeugen durch, pausiere kurz (in der Regel 30 – 90 Sekunden), führe dann die Power Cleans aus, pausiere erneut und schließe die Hockstrecksprünge an.*

Das klingt zunächst recht unspektakulär. Doch wenn du einige Wochen mit Komplexen trainierst, wirst du schnell merken, dass diese Technik richtig eingesetzt sehr effektiv für die Fettverbrennung sein kann. Durch die Integration kleiner, sinnvoller Pausen zwischen den Übungen bleibt nämlich die Kraft beim Workout weitestgehend erhalten, sodass wir schwerbeladene Übungen mit leichten, explosiven Übungen effektiv kombinieren können. Das Ergebnis? Massiver Fettabbau bei gleichzeitigem Muskelerhalt und in einigen Fällen sogar leichter Muskelaufbau. Ach ja, keine Sorge: Es ist absolut nicht nötig, sich nach einem Workout mit Komplexen im Spiegel zu bewundern, um das Ego aufzupolieren. Ernsthaft Leute, etwas mehr Diskretion in der Umkleide wäre schon wünschenswert.

Bei der Konstruktion sinnvoller Komplexe hat sich folgendes Schema bestens bewährt:

➢ Die erste Übung wird mit dem größten Gewicht ausgeführt. In der Regel werden hier nur Teil-Wiederholungen genutzt, um Gewichte verwenden zu können, die man normalerweise über den vollen Bewegungsumfang nicht bewältigen könnte. Bei der Kniebeuge würde man beispielsweise nur das obere Viertel der Bewegung für ein paar Wiederholungen ausführen. Dieses simple Prinzip der Überladung hilft, bei den anschließenden Übungen größere Gewichte bewältigen zu können. Es ist eine Art neuronaler Trigger, der das zentrale Nervensystem auf schwere Gewichte einstellt, sodass die im Anschluss an die erste Übung verwendeten „normalen" Gewichte automatisch leichter fallen werden, weil mehr Muskelfasern aktiviert und angespannt werden können.

➢ Die zweite Übung ist eine klassische, vollständige Grundübung, die mit einem relativ schweren Gewicht zu wenigen Wiederholungen ausgeführt wird. Das Bewegungstempo wird schneller, das Gewicht etwas niedriger sein als bei der ersten Übung – dafür aber über den vollen Bewegungsumfang. Die Übung wird dabei so gewählt, dass sie dem Bewegungsmuster der ersten Übung des Komplexes entspricht. Wenn die erste Übung also die Viertel-Kniebeuge war, ist die zweite Übung die normale Kniebeuge oder Frontkniebeuge.

➤ Die dritte Übung ist eine explosive, oftmals plyometrische Bewegung, die mit einem noch leichteren Gewicht dafür aber höherem Tempo ausgeführt wird. Von hier an geht es beim Komplex also darum, dem Stoffwechsel direkt einzuheizen, während der erste Teil des Komplexes darauf ausgelegt war, die Muskeln zu trainieren.

➤ Die vierte Übung ist eine weitere plyometrische Bewegung, die jedoch zumeist ohne zusätzliche Gewichte und dafür über viele Wiederholungen hinweg ausgeführt wird. Das integriert die Finisher-Methode in einen Komplex. Plyometrische Übungen zeichnen sich übrigens dadurch aus, dass hier die in Kapitel 5.3 angemahnte kurze Pause beim Übergang zwischen exzentrischer und konzentrischer Bewegungsphase übersprungen wird. Diese Übungen werden also mit Schwung ausgeführt, wodurch sie für das Herz-Kreislauf-System anstrengender werden, die Muskeln jedoch weniger gezielt reizen.

Eine solche Übungsreihenfolge vier- oder fünfmal hintereinander mit jeweils 30-90 Sekunden Pause zwischen den Übungen auszuführen, stellt ein hochgradig effektives Fettverbrennungsworkout dar. Wir kombinieren dadurch prinzipiell verschiedene Formen des Kraft- und Ausdauertrainings und erhalten eine Art Universalworkout, welches zeitlich gesehen sehr effizient ist. Diese Trainingsmethode ist daher besonders gut geeignet für Menschen, die beruflich oder familiär eingebunden sind und nicht so häufig bzw. lange trainieren gehen können.

6.2.2 Trainiere vielseitig

Du erinnerst dich: Je länger du ein und dieselbe Bewegung ausführst, desto effizienter wird der Körper in der Ausführung.

Für grundlegende Kraftübungen wie Kniebeugen, Kreuzheben und Drücken ist das sogar sehr wichtig, um sie einerseits sauber und gesund ausführen und andererseits den Körper zum Muskelaufbau „zwingen" zu können. Das hat damit zu tun, wie der Körper infolge des Trainings stärker werden kann: Durch Muskelaufbau oder durch Verbesserung der Koordination, also des Zusammenspiels der Muskeln. Wenn du Grundübungen nur ineffizient ausführen kannst, bleibt dem Körper viel Luft nach oben bei der Verbesserung der Bewegungskoordination, um stärker zu werden. Warum sollte er sich dann, vereinfacht gesagt, die Mühe machen, Muskeln aufzubauen? Diese kosten schließlich wertvolle Energie. Muskelaufbau funktioniert also dann am besten, wenn die Koordination der Übungen schon gut ist, denn dann hat der Körper keine andere Wahl, als Muskelmasse zuzulegen, um der „Bedrohung" durch das Training zukünftig besser gerecht zu werden.

Das ist ein Zusammenhang, der sich sehr gut bei Trainingseinsteigern beobachten lässt. In den ersten Wochen wird oftmals nur wenig Muskelmasse aufgebaut. Erst, wenn die Koordination der Übungen allmählich besser wird, werden auch zunehmend Muskeln aufgebaut. Beim Krafttraining ist es folglich wichtig, einen Stamm an Übungen zu haben, die in keinem Trainingsplan fehlen, um diese möglichst effizient trainieren zu können.

Doch in puncto Fettverbrennung ist eine hohe Effizienz nicht wünschenswert, denn:

Je höher die Effizienz, desto niedriger der Energieverbrauch.

Exakt das haben wir schon beim Thema Joggen mit niedriger Intensität besprochen. Es gilt aber auch für alle anderen Bewegungen. Je häufiger eine bestimmte Bewegung ausgeführt wird, desto besser lernt der Körper, seine Muskeln zu koordinieren. Bei einer gut koordinierten Bewegung ziehen alle Muskeln an einem Strang, während sie im Falle einer schlechten Koordination teils gegeneinander arbeiten und dadurch für die gleiche Trainingsleistung mehr Energie benötigen – und ein erhöhter Energieverbrauch ist natürlich genau das, was wir wollen.

Das Fettabbau-Training sollte deshalb gezielt um Übungen oder gar Sportarten ergänzt werden, in denen du noch kein „Experte" bist. Behalte einen Stamm von Grundübungen, die du mit schweren Gewichten ausführen kannst und ergänze ihn um neue Bewegungen, die du normalerweise (wenn überhaupt) nur selten ausführst. Rudern, Schwimmen, Biken, Joggen, Inline-Skaten, Schlittschuh-Laufen, Kettlebell- oder Kurzhantelübungen, Körpergewichtsbewegungen, olympische Gewichtheber-Übungen, Reifendrehen, Medizinball-Würfe, Crosstrainer, Yoga, Tai Chi, Boxen, Kickboxen, Brazilian Jiu-Jitsu, Karate, Thai-Boxen, Krav-Maga, Fußball, Volleyball, Basketball, Tennis, Badminton, Tanzen oder Klettern – die Liste an Möglichkeiten ist in der heutigen Zeit gewaltig. Welche Sportarten, welche Bewegungen wolltest du schon immer ausprobieren? Spätestens beim Fettabbau ist die perfekte Zeit dafür! Du schlägst drei Fliegen mit einer Klappe:

> ➤ Der Energieverbrauch wird durch ineffiziente Bewegungen und *„adaptiven Stress"* (Anpassungsreaktion des Körpers) erhöht.
> ➤ Du benutzt und trainierst Muskeln, die du vielleicht noch gar nicht kanntest, wodurch der Körper robuster und vielseitiger wird, während du ihn besser beherrschen lernst.
> ➤ Das Training macht durch die Abwechslung viel mehr Spaß.

Körper wie Geist benötigen immer wieder neue Herausforderungen, um sich weiterentwickeln zu können. Für die langfristige Motivation und für eine erfolgreiche Fettverbrennung ist es daher sehr wichtig, dass du von Zeit zu Zeit auch neue Bewegungen/Sportarten erlernst.

Dabei braucht es keineswegs ein schematisches Vorgehen. Es ist zwar durchaus sinnvoll, die wesentlichen Grundübungen mit einer gewissen Ernsthaftigkeit anzugehen und sie vor allem in der Anfangszeit nach einem stimmigen Plan auszuführen. Doch das Training ist nie nur ein

„Pflichtprogramm". Es ist vor allem eine Entdeckungsreise. Es ist deine Spielwiese. Da muss nicht alles geplant sein. Du kannst vorhandene Trainingspläne *frei* durch andere körperliche Aktivitäten und Übungen ergänzen. Dabei solltest du nicht in die Versuchung geraten, überall ein hohes Niveau erreichen zu müssen – das funktioniert ohnehin nicht. Ich denke, viele von uns haben diesen Gedanken, der trainingstheoretisch sogar korrekt ist: Fortschritte werden erst durch regelmäßige, gezielte Wiederholung erzielt. Was bringt es dir also, wenn du nur ein einziges Mal mit deinen Freunden Basketball spielen gehst? Besser im Basketball wirst du dadurch wohl kaum. Aber macht es deshalb keinen Spaß? Kannst du dich dabei nicht verausgaben? Verbrennst du dadurch keine Energie? Du siehst, worauf das hinausläuft: Auf eine zunehmende Verschmelzung von Training und athletischem Lebensstil. Intuitiv und frei das körperliche Potential erkunden und entfalten. Spielerisch athletische Herausforderungen angehen. Das ist der Kerngedanke des athletischen Lebensstils und die Konsistenz in deinen Bestrebungen wird umso größer, je stärker du ihn auch in deinen Trainingsplan einbringst.

Trainingspläne sind an sich zwar eine feine Sache, doch sie können auf Dauer nicht der freigeistigen menschlichen Natur gerecht werden. Darum sollte sich kein Athlet davor fürchten, spontan Veränderungen vorzunehmen. Eines der besten Workouts meines Lebens hatte ich, als ich mich mit einem befreundeten Athleten spontan dazu entschied, jeder insgesamt 500 Kniebeuge (ohne Hantel) so schnell wie möglich zu machen – ich sage dir lieber nicht, wie lange das damals gedauert hat... Jedenfalls weiß ich gar nicht mehr, was unsere Trainingspläne an diesem Tag für uns vorsahen, aber wir hatten wirklich Lust darauf und haben es deshalb einfach durchgezogen. Welchen Sinn hatte dieses Workout? Trainingstheoretisch? Keinen... trotzdem hat es Laune gemacht und mittlerweile kann ich auch wieder laufen. Was will man mehr? Je länger ich darüber nachdenke, desto klarer scheint mir: Genau solchen Blödsinn haben wir als Kinder auch immer gemacht.

Worauf ich hinaus will: Sei nicht so spießig beim Training, erwecke das athletische Kind in dir und ergänze deine Stammübungen spielerisch durch neue Bewegungen. Tob dich aus!

6.3 Die Wellentechnik

Der letzte wesentliche Faktor des Fettverbrennungstrainings besteht darin, die sogenannte Wellentechnik einzusetzen. Die Wellentechnik sieht vor, das gezielte Fettabbautraining mit sogenannten *Akklimatisierungsphasen* abzuwechseln.

Die Notwendigkeit für diese Vorgehensweise resultiert daraus, dass Fettabbauphasen mit zunehmender Zeit ineffizient werden. Je länger eine solche Phase nämlich dauert, desto stärker wird der Körper versuchen, gegenzusteuern. Zwei entscheidende seiner Möglichkeiten dazu kennst du bereits: Stoffwechselverlangsamung und Muskelabbau. Dem kann man sich trotz klugem Vorgehen nicht dauerhaft entziehen. Wenn die Fettabbauphase nur lange genug andauert, werden diese Effekte irgendwann einsetzen – ganz egal, was du zur Vorbeugung unternimmst. Deshalb ist es wichtig, den Fettabbau wellenartig voranzutreiben. Als Faustregel gilt: Die Akklimatisierungsphase sollte ungefähr so lange dauern wie die Fettabbau-Phase – 8-12 Wochen stellen hierfür einen guten zeitlichen Rahmen dar. In der Akklimatisierungsphase kannst du entweder Richtung Muskelaufbau trainieren oder einfach ein wenig das Feuer rausnehmen, die Kalorienzufuhr beibehalten oder minimal erhöhen, dich daran gewöhnen und somit neue Energie tanken. Neben der körperlichen Komponente ist es auch von der mentalen Perspektive her eine sehr wertvolle Technik, die hier zum Einsatz kommt.

Die Trainingsstruktur sieht also folgendermaßen aus:

1. 8-12 Wochen Fettabbau-Welle 1
2. 8-12 Wochen Akklimatisierungsphase
3. 8-12 Wochen Fettabbau-Welle 2
4. 8-12 Wochen Akklimatisierungsphase
5. 8-12 Wochen Fettabbau-Welle 3
6. 8-12 Wochen Akklimatisierungsphase

Für die Fettabbau-Wellen stehen dir je nach individuellen Rahmenbedingungen zwei passende Schemata zur Verfügung: Fettabbau-Wellen für Vielbeschäftigte und Fettabbau-Wellen für Begeisterte.

Schauen wir uns zunächst die beiden Fettabbau-Trainingsprotokolle an. Im Anschluss daran erfährst du, wie eine Akklimatisierungsphase sinnvoll gestaltet werden kann.

6.4 Fettabbau-Wellen für Vielbeschäftigte

Ich verstehe es nur zu gut: Dein Studio liegt nicht gerade um die Ecke, deine Familie möchte nach der Arbeit gerne Zeit mit dir verbringen und deine Freunde sollen auch nicht zu kurz kommen. Daher willst du ein möglichst zeiteffizientes Trainingsprogramm absolvieren. Nun, solange du weiterhin den Grundgedanken des athletischen Lebensstils beachtest, stellt das gar kein Problem dar. Die nachfolgenden, auf der Wellentechnik beruhenden Trainingspläne sind so effizient wie möglich – hoher Ertrag bei möglichst geringem Zeitaufwand ist hier die Devise. Keine Überraschung also, dass diese Pläne vor allem auf den Einsatz effizienter *Komplexe* setzen.

Es gibt insgesamt drei Wellen und die Intensität der Trainingspläne wird von der ersten zur dritten Welle steigen. Jede Welle dauert 8 Wochen, wobei du den Zeitraum nach eigenem Ermessen, wenn du dich noch fit genug fühlst und gute Fortschritte erzielst, auch auf 12 Wochen ausdehnen kannst. Die Pläne sind sehr intensiv, sodass es nicht ratsam wäre, sie länger als 12 Wochen auszuführen.

Kleine Anmerkung vorweg: Wenn du *nach* einer Fettabbau-Welle, also am Anfang der Akklimatisierungsphase, bemerkst, ziemlich ausgelaugt zu sein und eine Pause zu benötigen, dann kannst du guten Gewissens eine Woche lang die Beine hochlegen oder nur mit sehr niedriger Intensität trainieren. Anschließend kannst du für die restliche Zeit der Akklimatisierungsphase ein beliebiges Muskelaufbauprogramm mit leichtem Kalorienüberschuss ausführen oder alternativ das Akklimatisierungstraining aus Kapitel 6.6 ausprobieren. Doch dazu später mehr.

6.4.1 Erste Welle

In der ersten Welle sind Intensität und Volumen noch moderat, damit du dich an die Technik und die neuen Übungen gewöhnen kannst. Jeder Komplex besteht aus vier Übungen und pro Workout wird nur ein Komplex zu vier Durchgängen ausgeführt.

Mo	Di	Mi	Do	Fr	Sa	So
A	B	Pause	C	D	Pause	Pause

Zur Erinnerung: Bei einem Komplex werden die Übungen nacheinander mit der angegebenen Pausenzeit dazwischen ausgeführt. Sind alle vier Übungen einmal an der Reihe gewesen, hast du einen Durchgang absolviert. Die erste Übung wird stets mit einem möglichst hohen Gewicht absolviert, deshalb der verkürzte Bewegungsumfang. **Alle Übungen werden so explosiv wie möglich ausgeführt** – die tatsächliche Bewegungsgeschwindigkeit hängt also lediglich vom verwendeten Gewicht ab.

Workout A

Übung	Durchgänge	Wiederholungen	Pause
Viertel-Kniebeugen	4	2-4	90 sek
Frontkniebeugen		3-5	60 sek
Sprung-Kniebeugen		4-6	60 sek
Vertikale Sprünge		10	90 sek

Verwende bei den Sprung-Kniebeugen zunächst ein relativ leichtes Gewicht, um dich an die Bewegung zu gewöhnen. Erhöhe das Gewicht mit der Zeit nach eigenem Ermessen. Gehe bei der Sprung-Kniebeuge nur in eine Viertel-Kniebeuge und explodiere dann nach oben.

Die vertikalen Sprünge werden ohne Zusatzgewicht ausgeführt. Gehe einfach ein wenig in die Knie und versuche so hoch wie möglich zu springen. **Wichtig:** Nutze deine Arme, um Schwung zu generieren. Die Arme werden also parallel zur Streckung der Beine kraftvoll nach oben geschwungen, wodurch du wesentlich höher springen kannst.

Workout B

Übung	Durchgänge	Wiederholungen	Pause
Viertel-Bankdrücken	4	2-4	90 sek
Bankdrücken		3-5	60 sek
Klimmzüge		3-5	60 sek
Sprung-Liegestütze		10	90 sek

Sprung-Liegestütze bedeutet, dass du dich explosiv nach oben drückst, sodass deine Hände für eine kurze Zeit den Kontakt zum Boden verlieren. Wer auf Show steht oder ein wenig koordinative Herausforderung hinzufügen will, kann dabei versuchen, in die Hände zu klatschen.

Workout C

Übung	Durchgänge	Wiederholungen	Pause
Top-half Kreuzheben	4	2-4	90 sek
Kreuzheben		3-5	60 sek
Kettlebell-Swings		20	60 sek
Horizontale Sprünge		10	90 sek

Beim Top-half Kreuzheben befindet sich die Hantel in der Ausgangsposition etwas über Kniehöhe. Du benötigst dafür also eine stabile Ablage. Gewichtsscheiben, Bänke, Power Rack oder Power Cage – es gibt genügend Möglichkeiten, die Hantel ordentlich positionieren zu können.

Wer keine *Kugel*hantel zur Verfügung hat, kann für die Kettlebell-Swings auch eine *Kurz*hantel verwenden.

Horizontale Sprünge bedeutet nichts Anderes als Weitsprung aus dem Stand. Nutze auch hier wieder die Arme, um deine Sprungweite zu vergrößern und den ganzen Körper zu belasten.

Workout D

Übung	Durchgänge	Wiederholungen	Pause
Viertel-Drücken	4	2-4	90 sek
Klassisches Drücken		3-5	60 sek
Push-Press		4-6	60 sek
Sprung-Liegestütze, Beine erhöht		10	90 sek

Das Viertel-Drücken wird im Sitzen absolviert. Die Hantel verläuft in vertikaler Richtung über deinem Schlüsselbein und befindet sich in der Ausgangsposition von der Höhe her leicht über deinem Kopf. Die Unterarme sind dabei stets senkrecht zum Boden ausgerichtet, um maximale Kraft aus die Hantel übertragen zu können.

Die Sprung-Liegestütze werden in diesem Workout mit erhöhten Füßen ausgeführt, denn das verlagert den Trainingsschwerpunkt der Übung auf die Schultern. Verwende dafür einen Stuhl, eine Bank oder Gewichtsscheiben.

Den Schwierigkeitsgrad reduzieren

Die erste Welle ist so konzipiert, dass jeder, der den Einsteiger-Trainingsplan absolviert hat, damit nicht überfordert sein sollte. Denke daran, dass wir zum Fettabbau eine gewisse Trainingsintensität brauchen. Solltest du dennoch das Gefühl haben, überfordert zu sein, empfehle ich dir, die letzten 6 Wochen des Einsteigerplanes zu wiederholen.

Den Schwierigkeitsgrad erhöhen

Wenn du dich mit dieser Welle noch etwas unterfordert fühlst, kannst du am Samstag eine HIIT-Einheit ausführen. Die Wahl der Aktivität und Einteilung der Intervalle liegt dabei ganz in deinen Händen.

Ansonsten besteht eine ganz simple Möglichkeit zur Erhöhung des Schwierigkeitsgrades bei Komplexen stets darin, die Pausen zwischen den Übungen zu verkürzen. Dabei kannst du auf bis zu 30 Sekunden Pausenzeit zwischen zwei Übungen heruntergehen.

6.4.2 Zweite Welle

In der zweiten Welle bleibt die Struktur und Übungsauswahl der ersten Welle erhalten. Allerdings werden statt vier nun sechs Durchgänge eines Komplexes absolviert, sodass das Volumen steigt. Außerdem werden die Workouts aufgrund verkürzter Pausen für den Stoffwechsel intensiver, sodass Ausdauer und Regenerationsfähigkeit stärker trainiert werden und ein größerer Nachbrenneffekt entsteht.

Weiterhin enthalten die Workouts nun das bereits aus den Einsteigerplänen bekannte „Freie Wahl"-Fenster, bei dem du selbst entscheiden kannst, was du auf welche Art und mit welcher Intensität trainierst. Hier kann zum Beispiel gesondertes Bauchmuskeltraining seinen Platz finden, obwohl das aufgrund der hohen Anforderungen an die Bauchmuskeln beim Trainieren der Grundübungen mit schweren Gewichten nicht unbedingt nötig ist. Freie Wahl bedeutet natürlich auch, dass du auf weiteres Training verzichten kannst, wenn du zu erschöpft bist.

Mo	Di	Mi	Do	Fr	Sa	So
E	F	Pause	G	H	Pause	Pause

Wichtige Anweisungen zur Ausführung der einzelnen Workouts können den Workouts der vorangegangenen Welle entnommen werden, denn die Übungen haben sich nicht verändert.

Workout E

Übung	Durchgänge	Wiederholungen	Pause
Viertel-Kniebeugen	6	2-4	60 sek
Frontkniebeugen		3-5	30 sek
Sprung-Kniebeugen		4-6	30 sek
Vertikale Sprünge		10	60 sek
10 Minuten freie Wahl			

Workout F

Übung	Durchgänge	Wiederholungen	Pause
Viertel-Bankdrücken	6	2-4	60 sek
Bankdrücken		3-5	30 sek
Klimmzüge		3-5	30 sek
Sprung-Liegestütze		10	60 sek
10 Minuten freie Wahl			

Workout G

Übung	Durchgänge	Wiederholungen	Pause
Top-half Kreuzheben	6	2-4	60 sek
Kreuzheben		3-5	30 sek
Kettlebell-Swings		20	30 sek
Horizontale Sprünge		10	60 sek
10 Minuten freie Wahl			

Workout H

Übung	Durchgänge	Wiederholungen	Pause
Viertel-Drücken	6	2-4	60 sek
Klassisches Drücken		3-5	30 sek
Push-Press		4-6	30 sek
Sprung-Liegestütze, Beine erhöht		10	60 sek
10 Minuten freie Wahl			

Den Schwierigkeitsgrad reduzieren

Wenn du dich überfordert fühlst, liegt das höchstwahrscheinlich daran, dass du im Teil der freien Wahl zu intensiv trainierst. Reduziere dort die Intensität etwas oder lasse diesen Teil des Workouts einfach weg.

Sollte der Trainingsplan trotzdem noch zu anstrengend sein, kannst du die Pausenzeit in den mittleren beiden Übungen eines Komplexes von 30 auf 60 Sekunden erhöhen sowie die Anzahl der Durchgänge auf 5 reduzieren.

Den Schwierigkeitsgrad erhöhen

Wie schon in der ersten Welle kannst du zur Erhöhung des Schwierigkeitsgrades am Samstag eine HIIT-Einheit einfügen. Zudem kann die Pausenzeit der Übungen 1 und 4 eines Komplexes auf 30 Sekunden reduziert werden.

6.4.3 Dritte Welle

In der dritten und letzten Welle gehen wir in die Vollen. Das Trainingsvolumen wird sich im Vergleich zur ersten Welle verdoppeln, denn jetzt absolvieren wir zwei Komplexe nacheinander in einem Workout. Das Ergebnis ist das wahrscheinlich anstrengendste und zugleich auch effektivste Fettabbau-Trainingsprogramm, das du je probiert hast.

Mo	Di	Mi	Do	Fr	Sa	So
I	J	Pause	K	L	Pause	Pause

Workout I

Übung	Durchgänge	Wiederholungen	Pause
Viertel-Kniebeugen	4	2-4	90 sek
Frontkniebeugen		3-5	60 sek
Sprung-Kniebeugen		4-6	60 sek
Vertikale Sprünge		10	90 sek
5 Minuten Pause			
Viertel-Bankdrücken	4	2-4	90 sek
Bankdrücken		3-5	60 sek
Klimmzüge		3-5	60 sek
Sprung-Liegestütze		10	90 sek

Workout J

Übung	Durchgänge	Wiederholungen	Pause
Top-half Kreuzheben	4	2-4	90 sek
Kreuzheben		3-5	60 sek
Kettlebell-Swings		20	60 sek
Horizontale Sprünge		10	90 sek
5 Minuten Pause			
Viertel-Drücken	4	2-4	90 sek
Klassisches Drücken		3-5	60 sek
Push-Press		4-6	60 sek
Sprung-Liegestütze, Beine erhöht		10	90 sek

Workout K

Übung	Durchgänge	Wiederholungen	Pause
Viertel-Bankdrücken	4	2-4	90 sek
Bankdrücken		3-5	60 sek
Klimmzüge		3-5	60 sek
Sprung-Liegestütze		10	90 sek
5 Minuten Pause			
Viertel-Kniebeugen	4	2-4	90 sek
Frontkniebeugen		3-5	60 sek
Sprung-Kniebeugen		4-6	60 sek
Vertikale Sprünge		10	90 sek

Workout L

Übung	Durchgänge	Wiederholungen	Pause
Viertel-Drücken	4	2-4	90 sek
Klassisches Drücken		3-5	60 sek
Push-Press		4-6	60 sek
Sprung-Liegestütze, Beine erhöht		10	90 sek
5 Minuten Pause			
Top-half Kreuzheben	4	2-4	90 sek
Kreuzheben		3-5	60 sek
Kettlebell-Swings		20	60 sek
Horizontale Sprünge		10	90 sek

Den Schwierigkeitsgrad reduzieren

Zur Reduktion des Schwierigkeitsgrades können die Zahl der Durchgänge jeweils auf 3 reduziert und die Pausenlänge der mittleren Übungen auf jeweils 90 Sekunden erhöht werden.

Den Schwierigkeitsgrad erhöhen

Die Zahl der Durchgänge eines Komplexes kann auf 5 bis 6 erhöht und im Gegenzug die Pausenzeiten der Übungen 1 und 4 auf 60 Sekunden sowie der Übungen 2 und 3 auf 30 Sekunden reduziert werden. Weiterhin besteht die Option einer HIIT-Einheit am Samstag.

Wenn dir das immer noch nicht anstrengend genug ist, dann bist du einer unter Millio... der einzige Athlet, den ich kenne.

6.5 Fettabbau-Wellen für Begeisterte

Du bist in der Lage, dir ausreichend Freiräume zu schaffen und würdest am liebsten jeden Tag trainieren gehen? Dann bist du hier genau richtig, denn im Schwerpunkt dieses Trainingsplanes liegt nicht die Effizienz, sondern die Frequenz. Eine möglichst hohe Trainingsfrequenz soll es sein, denn das Training macht Spaß und bildet einen wertvollen Ausgleich zum Arbeitsalltag. Damit wir uns nicht falsch verstehen: Es ist nicht zwangsläufig effektiver, sehr häufig zu trainieren. Die Fettabbau-Wellen für Vielbeschäftigte sind bereits hochgradig effektiv und häufiger zu trainieren bringt nicht unbedingt bessere Ergebnisse. Hier geht es schlicht darum, der Leidenschaft für den Sport freien Lauf zu lassen. Wenn man am liebsten jeden Tag trainieren gehen würde, wäre es für die Motivation der falsche Ansatz, einen auf Effizienz basierenden Trainingsplan zu nutzen.

Davon abgesehen bleibt es dabei, dass der Schwierigkeitsgrad mit jeder Welle steigt und für eine einzelne Welle ein Zeitraum von 8 Wochen vorgesehen ist, der aber nach eigenem Ermessen auch auf 12 Wochen ausgedehnt werden kann.

6.5.1 Erste Welle

Mit nur einem vollständigen Pausentag ist die Trainingsfrequenz schon in der ersten Welle sehr hoch. Allerdings werden nur drei Einheiten Krafttraining absolviert, sodass du genügend Zeit zur Regeneration und Gewöhnung haben wirst.

Mo	Di	Mi	Do	Fr	Sa	So
A	HIIT	B	HIIT	C	Cardio A	Pause

Zum Einsatz kommen aus dem Fettverbrennungsbereich die Techniken HIIT und Finisher. Zudem werden auch die Krafteinheiten selbst schon anspruchsvoll für den Stoffwechsel sein, zum Beispiel aufgrund des Einsatzes von Supersätzen.

Workout A

Übung	Sätze	Wiederholungen	Pause
Kniebeugen	5	5	2 min
Bankdrücken	5	5	2 min
Langhantelrudern	5	5	2 min
5 Minuten Finisher			

Im Gegensatz zu der 5x5-Variante des Einsteiger-Trainingsplanes, bei der die Gewichte im Verlaufe der fünf Sätze so erhöht wurden, dass erst im letzten Satz das Maximalgewicht für fünf

Wiederholungen bewegt wurde, wird bei dieser Variante für alle Sätze *ein* festes Gewicht gewählt. Mit dem gewählten Gewicht solltest du im frischen Zustand etwa 5-7 Wiederholungen in einem Satz schaffen können. Du wirst folgerichtig zunächst nicht in jedem der fünf Sätze einer Übung die geforderten fünf Wiederholungen bewältigen können. Im fünften Satz werden es vielleicht nur noch zwei Wiederholungen sein. Kein Problem! Trainiere solange mit diesem Gewicht weiter, bis du in jedem Satz alle fünf Wiederholungen mit sauberer Technik schaffst und erhöhe dann das Gewicht um 5 kg.

Den Finisher kannst du selbst auswählen und gestalten. Er kann zudem auch von Einheit zu Einheit variieren und spontan bestimmt werden. Wenn du in einem Studio trainierst, willst du vielleicht ein paar Intervalle auf dem Ruder-Ergometer oder Crosstrainer absolvieren. Auch Kettlebell-Swings, Burpees, Medizinballwürfe, Sprints oder Seilspringen sind möglich. Einer meiner härtesten Finisher ist übrigens der Folgende: Führe eine Kniebeuge aus, lege dich auf den Boden, stehe sofort wieder auf, führe eine weitere Kniebeuge aus. Wiederhole diesen Zyklus solange du kannst - ohne Pause. Sehr simpel und dennoch auf den Punkt. Den meisten Menschen ist gar nicht bewusst, wie viele Muskeln wir beanspruchen, wenn wir aus einer liegenden Position aufstehen. Das wird mit der Zeit sehr anstrengend. Hassen kannst du mich dafür später.

Weitere Beispiele für Finisher findest du in Kapitel 6.2.1, als wir die Technik erstmals eingeführt und besprochen haben. **Zur Erinnerung:** Die genaue Gestaltung eines Finishers ist gar nicht so wichtig. Im Prinzip sage ich dir nur: Du hast fünf Minuten, hau nochmal alles raus. Es geht also schlicht darum, am Ende eines Workouts nochmal für fünf Minuten den Stoffwechsel auf Trab zu bringen. Das muss keineswegs so sein, dass du danach auf dem Boden liegst. Es soll aber auch keine Entspannungs-Aerobik sein. Die Intensität des Finishers wird der Tagesform angepasst. Wenn du dich fit fühlst, kannst du ruhig an deine Grenzen gehen. Wenn du tendenziell eher ausgelaugt bist, wäre es smarter, noch ein wenig Energie im Tank zu lassen und beim Finisher nicht ganz an deine Grenzen zu gehen.

Workout B

Übung	Sätze	Wiederholungen	Pause
Kreuzheben	3	15/10/5	90 sek
Klassisches Drücken	3	15/10/5	90 sek
Klimmzüge	3	6-8	0
Dips	3	6-8	2 min
5 Minuten Finisher			

Kreuzheben und Klassisches Drücken werden im Leiter-Stil absolviert. Erhöhe mit jedem Satz das Gewicht, sodass du die geforderte Wiederholungszahl gerade so erreichen kannst (Koordinationsversagen), wobei ± 2 Wiederholungen als Toleranzbereich anzusehen sind.

Klimmzüge und Dips werden in Form von Supersätzen absolviert. Sobald du in allen drei Sätzen einer Übung 8 Wiederholungen schaffst, kannst du Zusatzgewichte verwenden. Erhöhe dadurch das zu bewegende Gewicht um 2,5 kg. Solltest du auch ohne Zusatzgewichte noch keine 6 Wiederholungen von Klimmzügen und Dips schaffen, kannst du ganz einfach in jedem Satz so viele Wiederholungen wie möglich ausführen.

Workout C

Übung	Sätze	Wiederholungen	Pause
Frontkniebeugen	4	12-15	0
Rumänisches Kreuz-heben	4	12-15	2 min
Dips	1	So viele wie möglich	0
Klimmzüge	1	So viele wie möglich	2 min
Bankdrücken	So viele wie möglich	1/2/3/4/...	0
Langhantelrudern	So viele wie möglich	1/2/3/4/...	30 sek
5 Minuten Finisher			

In diesem Workout wird eine besonders spannende Leiter absolviert. Wähle dazu für Bankdrücken sowie Langhantelrudern ein Gewicht, mit dem du jeweils etwa 12-15 Wiederholungen schaffst. Beide Übungen werden in Form von Supersätzen absolviert. Beginne mit einer Wiederholung Bankdrücken und einer Wiederholung Rudern. Pausiere für 30 Sekunden und führe nun jeweils zwei Wiederholungen aus. Fahre so fort, bis du in einem Satz das Wiederholungsziel verfehlst.

Da ein relativ leichtes Gewicht verwendet wird, kannst du mit entsprechender Willenskraft eine hohe Wiederholungszahl erreichen – oder schon früh aufgeben. Es ist vor allem eine mentale Herausforderung. Wenn nämlich das Ende eines Satzes „offen" ist, es also kein Wiederholungsziel zu erfüllen gibt, ist es sehr schwer, sich durchzukämpfen, statt den bequemen Weg zu wählen und frühzeitig aufzugeben. Hier ist reine Charakterstärke gefragt.

Du kannst daraus eine Challenge machen und versuchen, dich jedes Mal ein wenig zu steigern. Sei dir dabei stets bewusst, dass die Kombination aus physischer und mentaler Herausforderung das Wesen des smarten Kraft- und Ausdauertrainings ist. Ja, wir wollen körperlich fit, gesund und stark werden. Doch ebenso prägen wir unseren Charakter, werden disziplinierter, entschlossener, konsequenter, beharrlicher, fokussierter, selbstbewusster und leidenschaftlicher – eine Symbiose aus Körper und Geist. Diesen Zusammenhang sollte man sich immer wieder bewusstmachen, um mit der richtigen Einstellung ins Training zu gehen und die Zeit im Studio oder Home Gym auch sinnvoll zu nutzen. Progressives Training erfordert Herzblut und Leidenschaft. Kopf und Körper müssen bei der Sache sein und an einem Strang ziehen. Tun sie das nicht, wird deine Entwicklung alsbald stagnieren – das wurde millionenfach getestet.

Cardio A

Diese Cardio-Einheit soll das Herz trainieren und die Regeneration fördern. Sie wird daher mit niedriger Intensität ausgeführt. Joggen ist ideal, wobei auch Schwimmen und Fahrradfahren in Ordnung sind. Als zeitlichen Rahmen empfehle ich dir zur Orientierung 20-40 Minuten. Es darf ruhig anstrengend sein, aber du solltest noch jederzeit in der Lage sein, dich zu unterhalten – also übertreibe es nicht.

HIIT

Für die HIIT-Einheiten gilt: Die Wahl der Aktivität liegt ebenso wie die Einteilung der Intervalle in deiner Hand. Sorge einfach dafür, dass es anstrengend ist – deshalb der Name *hochintensives* Intervalltraining. Beispielhafte Intervalle und sinnvolle Aktivitäten haben wir bei der Einführung der Technik in Kapitel 6.2.1 besprochen.

Es wurden keine genauen Parameter für die beiden HIIT-Einheiten vorgegeben, weil die Intensität stets intuitiv nach Tagesform und Erschöpfungsgrad gewählt werden sollte. Das Prinzip dahinter ist dir mittlerweile bestens bekannt. Es geht ganz einfach darum, dass nur *du allein* am Trainingstag beurteilen kannst, wie fit du bist. Scheue dich also nicht davor zurück, die Intensität an deine Tagesform anzupassen. In den ersten Wochen wirst du von den Hantelworkouts mit Finisher-Würzung erschöpft sein und daher bei den HIIT-Einheiten ein wenig zurückstecken müssen. Doch Ausdauer und Regenerationsfähigkeit werden sich schnell verbessern und dann kannst du auch intensivere HIIT-Einheiten absolvieren, vielleicht sogar Frontkniebeugen im Tabata-Stil.

Den Schwierigkeitsgrad reduzieren/erhöhen

Die entscheidenden Möglichkeiten zur Regulation des Schwierigkeitsgrades haben wir bereits besprochen: Verändere die Intensität der Finisher sowie HIIT-Einheiten nach deinem Bedarf. Mehr braucht es nicht.

6.5.2 Zweite Welle

In der zweiten Welle bleibt es zwar bei drei Einheiten Hanteltraining in der Woche, doch dafür werden die Einheiten selbst spürbar intensiver. Erstmals kommt hierbei die Zirkel-Technik zum Einsatz, sodass du in Kombination mit den HIIT-Einheiten einen sehr großen Nachbrenneffekt erzeugen wirst.

Mo	Di	Mi	Do	Fr	Sa	So
D	HIIT	E	HIIT	D	Cardio A	Pause

Bankdrücken und Langhantelrudern sind in dieser Phase nicht Bestandteil des festen Trainingsplanes, können aber nach Wunsch im „freie Wahl"-Fenster eingebaut werden.

Workout D

Übung	Sätze	Wiederholungen	Pause
Kniebeugen	10	3	bis volle Minute
Ausfallschritte	4	5 pro Bein	0
Push-Presses		5	0
Klimmzüge		5	0
Dips		5	0
Kettlebell-Swings		25	1 min
10 Minuten freie Wahl			

Das Trainingsschema der Kniebeugen hast du bereits in der 15. Woche des Einsteigerplanes kennengelernt. Ein Satz dauert dabei genau eine Minute. Sobald du die drei Wiederholungen eines Satzes absolviert hast, kannst du die restliche Zeit der Minute pausieren, ehe der nächste Satz beginnt. Wähle ein Gewicht, mit dem du 5-6 Wiederholungen am Stück schaffst. Von den Kniebeugen abgesehen werden die Übungen im Zirkelstil absolviert. Ausfallschritte, Klimmzüge und Dips werden mit dem eigenen Körpergewicht ausgeführt. Für die Push-Presses kannst du ein Gewicht wählen, mit dem du 8-10 Wiederholungen am Stück schaffen würdest. Wer keine Kettlebell hat, kann die Swings wie gehabt auch mit einer Kurzhantel absolvieren. Wähle hierfür ein Gewicht, mit dem du etwa 30-40 Wiederholungen schaffen würdest. Wenn du nur leichtere Gewichte hast, kannst du allerdings auch die Wiederholungszahl erhöhen.

Workout E

Übung	Sätze	Wiederholungen	Pause
Kreuzheben	10	3	bis volle Minute
Klassisches Drücken	10	3	bis volle Minute
Frontkniebeugen	4	10	0
Dips		1	0
Klimmzüge		1	0
Dips		1	0
Klimmzüge		1	0
Dips		1	0
Klimmzüge		1	0
Dips		1	0
Klimmzüge		1	0
Dips		1	0
Klimmzüge		1	0
Vertikale Sprünge		15	1 min
10 Minuten freie Wahl			

Wähle für die Frontkniebeugen ein Gewicht, mit dem du 15 Wiederholungen schaffen würdest.

Wie du bemerkt hast, sollen insgesamt jeweils fünf Klimmzüge und Dips absolviert werden, dieses Mal allerdings im Wechsel. Der ständige Übungswechsel erfordert zusätzliche Energie und erhöht somit die Stoffwechselbelastung.

Den Schwierigkeitsgrad reduzieren

Wenn dir der Trainingsplan zu intensiv wird, rate ich dazu, die Anzahl der absolvierten Zirkel von vier auf drei zu reduzieren. Weiterhin kann die Pausenzeit zwischen den Zirkeln auf zwei Minuten erhöht werden. Wie gehabt bleiben außerdem die HIIT-Einheiten zur Regulation des Schwierigkeitsgrades.

Den Schwierigkeitsgrad erhöhen

Höchstwahrscheinlich wird der Trainingsplan in dieser Form bereits anstrengend genug sein. Wenn du den Schwierigkeitsgrad dennoch steigern möchtest, kannst du die Anzahl der Zirkel von vier auf fünf oder sechs erhöhen.

6.5.3 Dritte Welle

Die dritte Welle zählt, genau wie beim Trainingsplan für Vielbeschäftige, mit Sicherheit zu den härtesten Trainingsprogrammen, die du je probiert hast. Den Kern dieser Welle bildet der Kettlebell-Swing – eine sehr effektive Übung, um den Stoffwechsel anzutreiben. Zugleich ist der Kettlebell-Swing übrigens auch eine hervorragende Übung für einen knackigen Hintern. Für die Frauen meist Grund genug, ihn auszuführen. Doch auch Männer, die sich in der Regel eher um andere Muskelgruppen kümmern wollen, können enorm von dieser Übung profitieren, weil nämlich die hintere kinetische Kette und speziell der *gluteus maximus*, auch Arschmuskel genannt, bei den meisten Athleten sehr viel brachliegendes Potenzial besitzt. Diesen Bereich zu trainieren wirkt sich positiv auf deine Leistungsfähigkeit bei den meisten anderen Sportarten aus, speziell wo es um explosive Antritte oder Sprünge geht. Da der Kettlebell-Swing in dieser Funktion eine unschlagbare Übung ist, empfehle ich dir die Anschaffung einer guten, schweren Kugelhantel. Die Alternative mit der Kurzhantel funktioniert zwar auch. Doch je größer das Trainingsgewicht wird, desto unhandlicher wird die Kurzhantel. Es macht mit der Kugelhantel ganz einfach wesentlich mehr Spaß.

Spätestens jetzt lohnt sich also die Investition in eine hochwertige Kugelhantel. Für den dynamischen Kraftaufbau im Hüftbereich, für einen festen Hintern und zur Unterstützung der Fettverbrennung ist das ein gutes, doch zugleich auch platzsparendes Trainingstool, das sich übrigens auch abseits dieses Trainingsplanes bezahlt macht. Beispielsweise werde ich oftmals von Leuten kontaktiert, die zwar unbedingt an ihrer körperlichen Fitness arbeiten und schlanker werden wollen, aber aufgrund eines stressigen, vielseitig anspruchsvollen Alltags mit zu vielen Instruktionen und Anpassungen leicht überfordert werden können und dadurch die Motivation verlieren würden. In solchen Fällen rate ich oftmals nur zu einer simplen Trainingsanpassung, nämlich jeden Morgen einige Kettlebell-Swings zu absolvieren. Intensität wird nach Tagesform reguliert. Ein ganz einfaches Schema also, doch die Ergebnisse waren durch die Bank weg beeindruckend. In der Regel zeichnete sich schon nach wenigen Wochen ein sichtbarer Fettverlust ab. Wie ein befreundeter Coach mir gegenüber einmal elegant formulierte: Kettlebell-Swings und Fettverbrennung passen wie Arsch auf Eimer. Wahre Worte.

Mo	Di	Mi	Do	Fr	Sa	So
F	G	H	Pause	I	J	Pause

Workout F

Übung	Sätze	Wiederholungen	Pause
Kniebeugen	5	5	2 min
Bankdrücken	3	15-25	2 min
Rudern	3	15-25	2 min
10 Minuten freie Wahl			

Trainiere beim Bankdrücken und Rudern nicht bis zum Koordinationsversagen. Da du in den nächsten zwei Tagen noch genügend Oberkörpertraining absolvierst, sollte die Intensität bei diesen beiden Übungen hier niedrig sein. Pumpe ein wenig Blut in die Muskeln, fördere die Kraftausdauer, behalte stets ein paar Wiederholungen im Tank.

Die Kniebeugen werden mit gleichbleibendem Gewicht ausgeführt. Wähle ein Gewicht, mit dem du 5-7 Wiederholungen am Stück absolvieren kannst und erhöhe dieses um 5 kg, sobald du in jedem Satz fünf Wiederholungen geschafft hast.

Workout G

Übung	Durchgänge	Wiederholungen	Pause
Klassisches Drücken	5	3	0
Kettlebell-Swings		10	0
Klassisches Drücken		2	0
Kettlebell-Swings		15	0
Klassisches Drücken		1	0
Kettlebell-Swings		25	90 sek

Wähle für das Klassische Drücken ein Gewicht, mit dem du maximal sechs Wiederholungen schaffen könntest.

Als Einstiegsgewicht eignen sich für die Kettlebell-Swings 20-24 kg bei Männern und 16-20 kg bei Frauen. Dieses kannst du erhöhen, wenn du in allen Durchgängen die geforderten Wiederholungen geschafft und noch Luft nach oben hast.

Workout H

Übung	Durchgänge	Wiederholungen	Pause
Klimmzüge	5	3	0
Kettlebell-Swings		10	0
Klimmzüge		2	0
Kettlebell-Swings		15	0
Klimmzüge		1	0
Kettlebell-Swings		25	90 sek

Führe die Klimmzüge mit Zusatzgewichten aus. Wähle diese so, dass du damit nicht mehr als sechs Klimmzüge am Stück schaffen würdest.

Workout I

Übung	Durchgänge	Wiederholungen	Pause
Frontkniebeugen	5	3	0
Kettlebell-Swings		10	0
Frontkniebeugen		2	0
Kettlebell-Swings		15	0
Frontkniebeugen		1	0
Kettlebell-Swings		25	90 sek

Auch hier gilt: Das Gewicht für die Frontkniebeugen sollte so gewählt werden, dass du damit maximal sechs Wiederholungen schaffen kannst.

Workout J

Übung	Sätze	Wiederholungen	Pause
Bankdrücken	5	5	2 min
Rudern	5	5	2 min
Dips	3	So viele wie möglich	0
Klimmzüge	3	So viele wie möglich	2 min
10 Minuten freie Wahl			

Der 5x5-Stil entspricht dem des Workouts F. Führe die Sätze also mit einem gleichbleibenden Gewicht aus, welches du für 5-7 Wiederholungen am Stück bewältigen könntest.

Den Schwierigkeitsgrad reduzieren

Erhöhe Zunächst die Pausenzeiten, zum Beispiel von 90 auf 120 Sekunden bei den Swing-Zirkeln, um den Schwierigkeitsgrad zu verringern. Verringere die Anzahl der Durchgänge in den Workouts G, H und I auf 4.

Eine weitere Möglichkeit, die sich vor allem dann anbietet, wenn du im Oberkörper überlastet bist: Streiche Bankdrücken und Rudern aus Workout F und Dips sowie Klimmzüge aus Workout J.

Schließlich kannst du auch das Gewicht der Kettlebell etwas reduzieren. Muskelkater in der Oberschenkelrückseite sowie im Hintern ist bei diesen Workouts allerdings normal.

Den Schwierigkeitsgrad erhöhen

Um diesen Trainingsplan noch intensiver zu gestalten gibt es eine einfache Möglichkeit: Erhöhe die Zahl der Swing-Zirkel von fünf auf sechs. Das wären dann 900 Kettlebell-Swings in einer Woche! Wenn dir das nicht reicht, hast du für die Swings ein zu niedriges Gewicht gewählt. Wenn du kein schwierigeres Gewicht zur Verfügung hast, kannst du entweder die Pausenzeiten zwischen den Zirkeln auf 60 Sekunden reduzieren oder die Wiederholungsanzahl wie folgt erhöhen:

- ➤ 10 -> 15
- ➤ 15 -> 25
- ➤ 25 -> 40

6.6 Akklimatisierungsphase

In der Akklimatisierungsphase gilt es das Training möglichst zu vereinfachen und die Intensität etwas zu reduzieren, um für körperliche und mentale Frische zu sorgen. Es geht primär darum, das Erreichte zu festigen und parallel den durch Zielsetzungen wie Fettabbau selbst auferlegten Druck rauszunehmen.

Gleichzeitig ist es möglich und sogar sinnvoll, in dieser Phase den Muskelaufbau voranzutreiben. Das funktioniert auch ohne dafür komplizierte Maßnahmen ergreifen zu müssen. Der Grund ist simpel: Wir vereinfachen das Trainingsprogramm, um den Schwerpunkt auf wenige Übungen zu legen und durch das hohe Maß an Konzentration eine maximale Übungsqualität zu erlangen. Gleichzeitig reduzieren wir die stoffwechselintensive Komponente des Trainings, sodass Nachbrenneffekt und folglich Energieverbrauch *sinken*.

Muskeln werden am besten in einem leichten Kalorienüberschuss aufgebaut. Dazu ist es in den meisten Fällen zunächst nicht notwendig, die Kalorienzufuhr zu erhöhen – der Überschuss wird ganz einfach durch die Reduktion der Trainingsintensität und -frequenz erzeugt. Solltest du jedoch keine Fortschritte hinsichtlich deiner Trainingsgewichte merken, was in diesen Rahmenbedingungen ein durchaus guter Indikator für den (fehlenden) Muskelaufbau ist, kannst du die Kalorienzufuhr etwas erhöhen.

Einer der vielen Vorteile des Muskelaufbaus liegt unter anderem darin, dass dein Grundumsatz gesteigert wird. Dadurch verbrennst du auch bei absoluter körperlicher Ruhe mehr Energie, wodurch dir das Abnehmen bei der nächsten Fettabbau-Welle leichter fallen wird. Die positiven Effekte des Muskelaufbaus gelten übrigens für Männer ebenso wie für Frauen. Speziell Frauen unterschätzen die Wirkung dieses Prozesses oftmals oder fürchten sich gar davor, „zu viel" Muskeln aufzubauen. Keine Sorge, in der kurzen Zeitspanne der Akklimatisierungsphase wirst du nicht zum Muskel-Monster. Das erfordert viele Jahre des Trainings sowie chemische Nachhilfe. Der leichte Muskelaufbau der Akklimatisierungsphase wird deine Haut straffen, deine Konturen betonen, dich stärker und gesünder machen sowie die Nachhaltigkeit deiner Körperfettreduktion fördern. Klingt das nicht verlockend? Und es ist gar nicht kompliziert!

Für die Akklimatisierungsphase habe ich zwei passende Trainingsprogramme für dich erstellt, von denen du einen Plan für die 8-12 Wochen dieser Phase auswählen kannst. Sie sind beide simpel, unterscheiden sich jedoch gewissermaßen im Grad der Einfachheit. Der erste Trainingsplan stellt die simpelste aller Möglichkeiten dar. Vor allem dann, wenn du dich bei den Fettabbau-Wellen manchmal ein wenig von den Trainingstechniken überfordert gefühlt hast, ist dieser Plan perfekt für dich. Durch das geringe Volumen ermöglicht er volle Konzentration und dadurch maximale Workout-Qualität. Deshalb auch der Name: **C**omplete-**F**ocus-**Trainingsplan**.

Möchtest du jedoch ein wenig mehr Abwechslung, empfehle ich dir den zweiten Plan. Er beinhaltet mehr Übungen und sorgt dadurch für etwas mehr Variation. Hier kommen alle wesentlichen Grundübung vor. Deshalb der Name: **Basics-Trainingsplan**.

Wichtig: Beide Trainingspläne sind effektiv und auf den Einsatz konventioneller Sätze konzentriert. Das ist verglichen mit den Methoden der Fettabbau-Wellen eine wertvolle Abwechslung. Wenn du die Trainingspläne siehst, wirst du vielleicht denken, dass diese viel zu unkompliziert seien, um funktionieren zu können. Ein sehr weit verbreiteter Irrtum unter Athleten. Ich sehe es gerade bei selbsterstellten Muskelaufbau-Trainingsplänen immer wieder: Sehr viele Athleten, besonders diejenigen, die beim Muskelaufbau stagnieren und weniger als 3 Jahre Trainingserfahrung haben, glauben, ein Trainingsplan müsse sehr komplex sein, um gute Resultate beim Muskelaufbau zu bringen. Doch genau das Gegenteil ist der Fall! Erinnerst du dich an meine Ausführungen zur Koordination am Anfang des Fettabbau-Kapitels? Je besser die Bewegungskoordination, desto stärker zwingen wir den Körper im Sinne der Progression dazu, Muskeln aufzubauen. **Die allerbesten Muskelaufbau-Programme konzentrieren sich daher auf wenige Übungen.** Wenn du dafür Beispiele willst, kannst du dir ja mal das *German Volume Training* oder *Super-Kniebeugen* anschauen. Du wirst feststellen: Diese berühmten und hochgradig effektiven Pläne sind schnörkellos und nicht mit neumodischem „Fancy-Stuff" überladen.

Schaue nicht nach den Trainingsplänen extrem weit fortgeschrittener Bodybuilder. Die befinden sich nämlich in einer vollkommen anderen Situation, die nicht mit der eines durchschnittlichen Freizeitathleten verglichen werden kann. Schnörkellose Trainingspläne bringen dir tatsächlich die besten Ergebnisse beim Muskel- und Kraftaufbau, das hat sich seit Jahrzehnten bewährt. Entscheidend ist nur eine Einsicht, die wir von Dan John, einem meiner liebsten US-Coaches, gewinnen können. Frei übersetzt: **Alles funktioniert, aber nichts auf Dauer.**

Einfach strukturierte Pläne bringen dir bei konzentriertem Training also sehr gute Fortschritte hinsichtlich Muskel- und Kraftaufbau, jedoch nicht auf Dauer. Dem wirken wir auf zweierlei entgegen: Erstens dauert eine Akklimatisierungsphase ohnehin nur 8-12 Wochen, sodass spätestens dann für Abwechslung gesorgt wird. Zweitens möchte ich dir die *Variation im Kleinen* vorstellen.

Die Variation im Kleinen ist ein nützliches Konzept zur Verletzungsprävention und Stagnationsvorbeugung. Der Grundgedanke: Variiere gelegentlich die Griff- und Fußposition einer Übung, um den Belastungswinkel leicht zu verändern und dadurch Überlastungen sowie Stagnation vorzubeugen, sodass du über den gesamten Zeitraum der Akklimatisierungsphase gute Fortschritte erzielen kannst. Als Beispiel kannst du beim Klimmzug die Stange demnach mal im breiten Obergriff (Handflächen vom Körper weg), mal im engen Untergriff (Handflächen zum Körper), mal im schulterweiten Hammergriff (Handflächen zueinander) fassen. In der Anfangszeit war die Variation im Kleinen noch nicht nötig, doch je länger du trainierst, desto wichtiger ist es, dieses Präventionskonzept in deine Trainingsgestaltung einzubeziehen. Deine erste Akklimatisierungsphase ist ein guter Zeitpunkt dafür.

Weitere Variationsmöglichkeiten, die in erster Linie der Stagnationsvorbeugung dienen, bieten sich dir übrigens in Pausenlänge und Tempo. Führe die Übungen mal schnell und explosiv, mal langsam und kontrolliert aus. Spiele mit dem Tempo sowie der Pausenlänge zwischen den Sätzen und spüre die veränderte Belastung deiner Muskeln.

6.6.1 CF-Trainingsplan

Der CF-Trainingsplan beinhaltet nur ein einziges Kraft-Workout, welches an drei Tagen in der Woche ausgeführt wird. Hinzu kommt eine lockere Cardio-Einheit. Du siehst: Maximale Einfachheit – und zugleich auch Effizienz. Schnörkellos und klar wird hier nur das absolut Wichtigste trainiert.

Mo	Di	Mi	Do	Fr	Sa	So
A	Pause	A	Pause	A	Cardio A	Pause

Die Cardio A Trainingseinheit hast du schon in den Fettabbau-Wellen kennengelernt. Es hat sich in der Ausführung nichts daran geändert. Allerdings bietet dieser Plan mehr Spielräume für den Zeitpunkt der Ausführung. Du kannst also grundsätzlich frei entscheiden, an welchem der Pausentage du die Cardio-Einheit ausführst.

Workout A

Übung	Sätze	Wiederholungen	Pause
Kniebeugen	3	8	2 min
Bankdrücken	3	8	2 min
Klimmzüge	3	8	2 min
10 Minuten freie Wahl			

Anstelle des Bankdrückens kannst du auch Klassisches Drücken benutzen. Wähle nach individuellem Geschmack eine der beiden Übungen und bleibe dann dabei.

Sobald du in jedem Satz acht Wiederholungen mit sauberer Technik geschafft hast, kann das Trainingsgewicht beim nächsten Mal um 5 kg erhöht werden.

6.6.2 Basics-Trainingsplan

Drei verschiedene Workouts kombinieren beim Basics-Trainingsplan die wesentlichen Grundübungen im Sinne einer gleichmäßigen Entwicklung deines Körpers auf ausgewogene Art und Weise. Schnörkellos aber dennoch mit ausreichend Abwechslung.

Mo	Di	Mi	Do	Fr	Sa	So
B	Pause	C	Pause	D	Cardio A	Pause

Workout B

Übung	Sätze	Wiederholungen	Pause
Kniebeugen	3	6	2 min
Bankdrücken	3	10	90 sek
Rudern	3	10	90 sek
10 Minuten freie Wahl			

Workout C

Übung	Sätze	Wiederholungen	Pause
Kreuzheben	4	6	2 min
Dips	1	so viele wie möglich	3 min
Klimmzüge	1	so viele wie möglich	3 min
Klassisches Drücken	4	6	2 min
10 Minuten freie Wahl			

Workout D

Übung	Sätze	Wiederholungen	Pause
Frontkniebeugen	3	10	90 sek
Klimmzüge	3	6	2 min
Dips	3	6	2 min
Rumänisches Kreuz-heben	3	10	90 sek
10 Minuten freie Wahl			

6.6.3 Den Horizont erweitern

Die Akklimatisierungsphase stellt einen hervorragenden Rahmen dafür dar, neue Sportarten auszuprobieren. Nutze die Chance und erweitere deinen athletischen Horizont. Es gibt so viele interessante Sportarten da draußen, die das Athletenherz zu begeistern vermögen. Sicher sind dabei auch einige Aktivitäten, die du schon immer ausprobieren wolltest oder in jüngeren Jahren gerne praktiziert hast. Jetzt ist die Zeit! Sportliche Abwechslung ist wichtig für die Motivation und zugleich ganz im Sinne einer ausgewogenen, vielseitigen Entwicklung des Körpers.

Denn neue Bewegungen und Methoden anderer Sportarten können sich positiv auf deine Trainingsleistung im Studio auswirken, während sie deinen Körper parallel dazu wesentlich robuster machen. Letzteres ist eine simple Folge daraus, den Körper auf neue Art und Weise zu belasten, denn dadurch fallen auch eventuelle Schwachpunkte deiner Entwicklung ins Auge. Wenn du beispielsweise lange Zeit für Kraft- und Muskelaufbau im Studio trainiert hast, auf einmal aber mit einer Kampf- oder Ballsportart beginnst, wirst du wahrscheinlich feststellen, ein Defizit hinsichtlich deiner Ausdauer zu haben. Vielleicht fallen dir auch weitere Schwachpunkte wie mangelhafte Schulterstabilität oder Einschränkungen der Beweglichkeit auf. Der Punkt ist: Mit jeder neuen Sportart kannst du wertvolle Erkenntnisse über deinen Entwicklungsstand gewinnen und hilfreiche Lehren für deine zukünftige Trainingsgestaltung ziehen. Ganz nebenbei bereitet es jede Menge Spaß. Also löse dich gelegentlich vom Studio und probiere neue Sportarten aus. Dabei kannst du nur gewinnen.

6.6.4 Challenges

Um für zusätzliche Abwechslung zu sorgen, der Routine zu entkommen und sich selbst herauszufordern, bieten sich athletische Kurzzeit-Challenges an, die während der Akklimatisierungsphase eingestreut werden können. Langzeit-Challenges haben wir ja schon mit den Fettabbau-Wellen, doch im Trainingsalltag kann es sehr erfrischend sein, sich spontan für eine Einheit vom Trainingsplan zu lösen und sich stattdessen möglichst spielerisch herauszufordern. Deshalb habe ich nachfolgend für dich einige meiner liebsten Challenge-Workouts aufgelistet, mit denen du nach Lust und Laune gelegentlich ein Workout deines Trainingsplanes in der Akklimatisierungsphase ersetzen kannst.

Bring Sally Up

Kennst du das Lied „Bring Sally Up" von Moby? Wenn nicht, kannst du kurz auf YouTube suchen. Es ist ein wunderbar simples Lied und ein nerviger Ohrwurm. Es gibt in diesem Lied zwei entscheidende Textstellen, nämlich „Bring Sally Up" und „Bring Sally Down". Jedes Mal, wenn „Bring Sally Down" gesungen wird, gehst du in die unterste Position der Kniebeuge und verweilst dort solange, bis du „Bring Sally Up" hörst – dann drückst du dich technisch möglichst korrekt nach oben in die aufrechte Position.

Das Gemeine an diesem Workout ist, dass nach jedem „Bring Sally Up" sofort ein „Bring Sally Down" ertönt, sodass du während des Workouts fast die ganze Zeit in der tiefen Kniebeuge bist und dich zwischenzeitlich immer wieder nach oben drücken musst. Deine Muskeln kommen also nicht zur Ruhe, deshalb ist die Dauer des Liedes von etwas mehr als drei Minuten vollkommen ausreichend.

Ich weiß nicht, welcher geniale Mensch auf dieses Workout gekommen ist, aber es ist mein absolut liebstes Challenge-Workout. Es könnte einfacher und brutaler nicht sein. Probiere es aus und du wirst mir zustimmen. Beim ersten Versuch rate ich dir dazu, auf ein Zusatzgewicht zu verzichten und normale Körpergewichts-Kniebeugen auszuführen. Die meisten Athleten schaffen es nicht bis zum Ende des Liedes durchzuhalten. Wie steht es mit dir?

Litvinovs-Workout

Sergei Litvinov ist ein russischer Hammerwerfer, mit einem ganz besonders „einfachen" Workout:

Frontkniebeugen mit rund 400 Pfund gefolgt von einem Lauf über 400 Meter – drei Runden hintereinander.

Sehr einfach, sehr brutal. Genau die Sorte Workouts, die das Athletenherz begeistern. Hier eine mögliche Umsetzung:

Wähle für die Frontkniebeugen ein Gewicht, mit dem du etwa 10 Wiederholungen schaffst und führe in jedem der insgesamt drei Sätze acht Wiederholungen aus.

Wenn dies deine erste Akklimatisierungsphase ist, du ausdauertechnisch noch auf einem eher niedrigen Level bist, rate ich dir dazu, die Laufdistanz auf 200 Meter zu verkürzen und dann vorzugsweise mehr Durchgänge zu absolvieren. 5 Durchgänge mit jeweils acht Frontkniebeugen und einem 200m-Lauf reichen in den meisten Fällen schon aus, um zu lernen, wie bequem doch der Boden sein kann. Pausiere zwischen den Durchgängen so kurz wie möglich und notiere dir die Zeit, die du für dein Litvinov-Workout gebraucht hast, um später vergleichen zu können.

Eine kleine Anmerkung noch zum Organisatorischen: Wenn du deine Hantel nicht mit ins Freie nehmen kannst, weil du in einem Studio trainierst oder kein Auto hast, kannst du in die Natur fahren und dir einen greifbaren Baumstamm aufsammeln – den findet man in waldigen Gebieten immer. Anstelle der Frontkniebeugen empfehlen sich aufgrund des geringeren Gewichtes dann Überkopf-Kniebeugen. Die sind für die meisten Athleten sogar mit einem Besenstil schon anstrengend genug.

Bodyweight-Challenge

Dieses Workout wird nur mit dem eigenen Körpergewicht ausgeführt und es besteht aus lediglich drei Übungen:

5 Klimmzüge + 10 Liegestütze + 15 Kniebeugen

Führe diesen Zirkel so oft wie möglich in 20 Minuten aus. Notiere dir die Anzahl der vollständigen Durchgänge, damit du sie vergleichen kannst, solltest du dieses Workout zu einem späteren Zeitpunkt noch einmal ausführen.

Bodyweight-Challenge II

Es sind die gleichen Übungen wie bei der vorangegangenen Challenge, doch kommt hier eine andere Trainingsmethode zum Einsatz:

50 Klimmzüge + 100 Liegestütze + 150 Kniebeugen

Führe die geforderte Gesamtanzahl an Wiederholungen der einzelnen Übungen so schnell wie möglich aus und notiere dir deine Zeit. Wie viele Sätze du brauchst, ist egal. Du kannst die Übungen durcheinander ausführen, damit sich einzelne Muskeln zwischenzeitlich erholen können. Wenn du pausieren musst, kannst du pausieren. Es geht nur darum, so schnell wie möglich *insgesamt* 50 Klimmzüge, 100 Liegestütze und 150 Kniebeugen auszuführen.

Klimmzug-Challenge

Simpel und auf den Punkt: Du hast 30 Minuten – wie viele Klimmzüge schaffst du in dieser Zeit maximal? Notiere dir die Anzahl.

Hügelsprints

Suche dir einen mindestens 25 Meter langen Hügel. Stecke die Distanz ab.

Sprinte die abgesteckte Strecke so schnell wie möglich den Hügel hinauf und führe unmittelbar danach 5 Liegestütze aus. Laufe zurück zur Ausgangsposition und wiederhole den Durchgang. Wie viele Durchgänge schaffst du in 10 Minuten? Notiere dir die Anzahl.

Farmer's Walk Marathon

Diese Challenge basiert auf der simplen Erkenntnis, dass nur wenige Aktivitäten Ausdauer und Fettverbrennung effektiver fördern als schwere Dinge durch die Gegend zu tragen. Im Ernst, selbst Athleten, die im Training für gewöhnlich über 100 kg schwere Hanteln bewegen, japsen nach Luft, wenn sie zwei Getränkekisten in den fünften Stock tragen müssen.

Zum Farmer's Walk Marathon: Nimm dir zwei Kurzhanteln und lege damit *so schnell wie möglich* **einen Kilometer** zurück. Wähle das Gewicht so, dass du damit zwischen 30 und 60 Sekunden am Stück gehen kannst. Du kannst die Hanteln so oft absetzen, wie du willst. Notiere dir die Zeit, die du gebraucht hast. Vielleicht fragst du dich, ob es nicht doof aussieht, mit zwei Kurzhanteln durch die Gegend zu marschieren. Die Sache ist die: Ich habe keine Ahnung, wie die Menschen bei dir reagieren werden. Aber ich kann dir versprechen, dass es dir am Allerwertesten vorbeigehen wird. Glaube mir, wenn du dich dieser Challenge stellst, hast du ganz andere Dinge im Kopf. Es ist eine schöne Herausforderung, um den sportlichen Ehrgeiz zu wecken. Du kannst das verwendete Gewicht mit der Zeit steigern und vielleicht schaffst du den Kilometer irgendwann mit zwei 35 kg Kurzhanteln – das entspräche etwa dem Körpergewicht eines durchschnittlichen Erwachsenen. Kannst du dir vorstellen, einen ausgewachsenen Menschen einen Kilometer weit zu tragen? Wenn das keine Herausforderung ist...

6.7 Häufig gestellte Fragen

Ich möchte vor allem am Bauch abnehmen, muss ich da nicht Sit-Ups machen?

In dieser sehr oft gestellten Frage stecken gleich zwei Mythen drin, die sehr viele Trainingsanfänger in die Irre führen.

Zunächst zum Fettabbau am Bauch: Jeder Mensch hat seine Problemzonen, meist handelt es sich dabei um Bauch, Hüfte oder Hintern. Gezielt an einer bestimmten Körperstelle Fett zu verbrennen, ist jedoch leider *nicht* möglich. Du kannst dafür sorgen, dass dein Körper Fett verbrennt, aber du kannst mit dem Trainingsplan nicht beeinflussen, wo er dies tut – das ist eine Frage der Genetik. Die üblichen Problemzonen sind zugleich leider auch die hartnäckigsten Fettpolster, daran können wir nichts ändern. Punktuelle Fettverbrennung ist also ein Mythos. Von Zeit zu Zeit taucht zwar immer wieder mal jemand auf, der meint, eine magische Methode gefunden zu haben, mit der es nun doch funktionieren soll – tatsächlich funktioniert hat das bisher allerdings nicht. Es gibt auch keine ernstzunehmenden Studien, die belegen könnten, dass wir nennenswert beeinflussen könnten, wo der Körper Fett abbaut. Es bleibt dir daher nichts Anderes übrig, als solange den Körperfettabbau anzugehen, bis du auch mit deinen Problemzonen zufrieden bist. Den Damen sei gesagt: Es lässt sich nicht verhindern, dass die Fettverbrennung auch die Oberweite nicht verschonen wird. Dafür entwickelt sich mitunter ein vollkommen neues Lebensgefühl und Selbstvertrauen, wenn der Körper schlanker, fitter und gesünder ist. Ob sich das lohnt, muss jeder für sich entscheiden. In welchem Maße es der Oberweite an den Kragen geht, ist übrigens ebenfalls eine Frage der Genetik.

Was die Sit-ups angeht: Diese Übung ist unnötig. Erstens gibt es für das Bauchmuskeltraining effektivere Übungen, beispielsweise Beinheben und Rollouts. Zweitens hilft Bauchmuskeltraining dir nicht beim Abnehmen. Die Bauchmuskeln sind eine kleine Muskelgruppe, die beim Training nicht viel Energie verbrennt und auch keinen Nachbrenneffekt erzeugt. Zum Abnehmen braucht es intensives Ganzkörpertraining und natürlich eine gesündere Ernährung. Dass Sit-ups beim Abnehmen helfen, ist also ebenfalls ein Mythos.

Übrigens: Falls du dich darüber gewundert hast, warum es in den Trainingsplänen kein direktes Bauchmuskeltraining gibt, ist das ein Teil der Antwort. Die Ursache liegt weiterhin in der Tatsache begründet, dass die Grundübungen mit freien Gewichten zwangsläufig auch die Bauchmuskeln beanspruchen, denn diese sind dafür verantwortlich, den Oberkörper zu stabilisieren. Somit ist direktes Bauchmuskeltraining vor allem in der Anfangszeit noch nicht notwendig.

Trotzdem kann es mit zunehmender Trainingserfahrung sinnvoll sein, ergänzendes Bauchmuskeltraining einzubeziehen, um die Stabilität des Oberkörpers zu verbessern und dadurch unter anderem Haltungsschwächen bei den Grundübungen mit schweren Gewichten vorzubeugen. Deshalb kannst du ergänzendes Bauchmuskeltraining nach Wunsch im „Freie Wahl"-Teil der Workouts absolvieren. Für die Fettverbrennung ist es jedoch irrelevant.

Ich möchte Fett ab- und gleichzeitig Muskeln aufbauen. Wie soll ich vorgehen?

Im Gegensatz zum punktuellen Fettabbau ist es *kein* Mythos, gleichzeitig Muskeln auf- und Fett abzubauen. Es ist möglich, dafür haben schon genügend Coaches praktische Beispiele erlebt. Dennoch kann ich es dir nicht empfehlen, gezielt danach zu streben. Das hat sehr gute Gründe.

Zunächst einmal müssen wir festhalten, worin die Schwierigkeit dabei besteht. Wir haben es im Verlaufe des Buches zwar schon besprochen, doch hier noch einmal zur Erinnerung: Der Fettabbau erfordert zwingend ein Kaloriendefizit. Der Muskelaufbau funktioniert mit einem Kalorienüberschuss am besten. Letzteres resultiert daraus, dass der Körper in einer Mangelsituation seinen Energieverbrauch tendenziell eher verringern als durch Muskelaufbau erhöhen will.

Das ist also die grundlegende Schwierigkeit, wenn man schlanker und gleichzeitig muskulöser werden will – es sind zwei verschiedene Stoffwechselsituationen.

Nun kann es aber vorkommen, dass der Körper auch in einem Kaloriendefizit leicht an Muskelmasse aufbaut, wenn er durch häufige, intensive Belastung zu Selbstschutzzwecken dazu gezwungen wird. Das heißt, mittels Training muss dem Körper klargemacht werden, dass die zusätzliche Muskelmasse wirklich dringend benötigt wird, um Überlastungen zu vermeiden. Doch da müssen mehrere Dinge zusammenkommen:

> ➢ Das Kaloriendefizit darf nur klein sein, weniger als 500 kcal, besser sogar nicht mehr als 300 kcal im Defizit
> ➢ Das Training sollte schwer und möglichst häufig sein – sogenanntes Hochfrequenztraining ist hierfür ideal
> ➢ Die Ernährung sollte möglichst naturbelassen (nährstoffreich) und ausgewogen sein
> ➢ Die Genetik sollte einen schlanken, muskulösen Körper begünstigen

Bei diesem Unterfangen spielt also auch die Genetik eine wichtige Rolle. Es gibt Menschen, die sehr gute Gene für den Muskelaufbau haben, während andere eher Fett oder gar nichts aufbauen. Wer besonders leicht Muskelmasse aufbaut, hat rein genetisch bedingt eine größere Chance, dies auch in einem Kaloriendefizit zu tun. Das Problem ist, dass diese Menschen meist schon von Natur aus definiert sind, sodass sie es gar nicht nötig haben, parallel zum Muskelaufbau auch noch Fett abzubauen.

Es ist daher schwierig, diese Faktoren zusammenzubringen. Besonders die Ernährung stellt eine Hürde dar, weil es hier auf die Details ankommt und das Kaloriendefizit nicht zu groß sein sollte, man aber andererseits auch schnell dazu neigt, zu viel zu essen und dadurch zwar Muskeln auf-, jedoch kein Fett abzubauen. Deshalb gibt es hier kaum eine Alternative dazu, zunächst den möglichst genauen täglichen Energieverbrauch zu ermitteln und dann täglich Kalorien zu zählen. Das geht nur schwer mit dem athletischen Lebensstil konform, der eine nicht-lineare Alltagsbelastung ins Spiel bringt. Das bedeutet, unser Energieverbrauch ist nicht konstant, sondern hängt davon ab, wie viel Alltagsaktivität wir am jeweiligen Tag absolvieren.

Das sind einige der Gründe dafür, dass kaum ein guter Trainer den Versuch empfiehlt, gezielt gleichzeitig Muskeln auf- und Fett abzubauen. Es gibt einige genetische Musterknaben, bei denen das ganz gut funktioniert, doch die Realität des durchschnittlichen Athleten sieht anders aus: Diejenigen, die gezielt versuchen, Muskelauf- und Fettabbau unter einen Hut zu bekommen, stagnieren zumeist in beiden Bereichen.

Es gibt jedoch eine Ausnahmesituation, nämlich die Anfängerzeit. Bei einem Trainingsanfänger kommt es häufig vor, dass er sowohl schlanker als auch muskulöser wird. Nehmen wir mal die ersten zwei bis vier Wochen, in der zunächst die Übungskoordination verbessert wird, aus der Gleichung heraus, liegt das schlicht daran, dass hinsichtlich Muskel- und Kraftaufbau noch viel Luft nach oben besteht und der Körper deshalb auf diesem Bereich eher zur Adaption (also Muskelaufbau) neigt. Je länger du trainierst, je mehr Muskeln und Kraft du hast, desto schwieriger wird es jedoch, die beiden vermeintlichen Gegensätze zu vereinen. Es funktioniert in den meisten Fällen nur bei Trainingsanfängern, welche die Übungen zwar schon gut erlernt, aber noch keine hohen Trainingsgewichte erreicht haben.

Dennoch sollten Muskelauf- und Fettabbau auch in diesem Stadium nicht gezielt angestrebt werden. Wir haben bereits ausführlich darüber gesprochen, warum es in der Anfangszeit für die nachhaltige Entwicklung so wichtig ist, sich zunächst von ästhetischen Zielsetzungen zu distanzieren. Es kann hier also lediglich ein möglicher Nebeneffekt davon sein, regelmäßig konzentriert und progressiv zu trainieren und parallel dazu die Ernährung naturbelassener und ausgewogener zu gestalten. Durch diese simple Ernährungsumstellung wird nämlich häufig ganz automatisch ein leichtes Kaloriendefizit erzeugt. Wenn wir nun jedoch versuchen, es zu erzwingen, dann passiert es vielen Athleten, dass sie unbewusst ein zu großes Defizit erzeugen, dadurch nicht stärker und auch nicht muskulöser werden, dafür allerdings häufiger Energietiefs erleben, die den athletischen Lebensstil behindern.

Unterm Strich: Gleichzeitiger Muskelauf- und Fettabbau ist zwar möglich, sollte aber nicht gezielt angestrebt werden. In den meisten Fällen führt es nur dazu, dass man weder schlanker noch muskulöser wird. Wenn du Glück hast, kann es ein angenehmer Nebeneffekt der Anfänger- sowie in manchen Fällen auch der Fettabbau-Wellen sein. Am ehesten habe ich den parallelen Muskelauf- und Fettabbau übrigens beim Komplex-Training erlebt, wie es bei den Fettabbau-Wellen für Vielbeschäftigte absolviert wird. Die Kombination aus schweren Gewichten, explosiven Bewegungen und der stoffwechselintensiven Komponente in einem Workout scheint den Prozess zu begünstigen. Tu dir jedoch selbst den Gefallen, nicht gezielt danach zu streben. Wenn es passiert, dann passiert es.

6.8 Zusammenfassung

Worauf es beim Fettabbau-Training ankommt, möchte ich für dich an dieser Stelle noch einmal kompakt zusammenfassen.

> Der Muskelerhalt ist ein Schlüssel zur Nachhaltigkeit einer jeden Diät. Muskeln verbrauchen auch in Ruhe viel Energie, sodass ein Muskelabbau den Energieverbrauch senkt und die Gefahr des Jojo-Effekts massiv erhöht.

> Um die Muskeln während einer Fettabbau-Phase bestmöglich zu schützen, gilt es Grundübungen mit schweren Gewichten in den Trainingsplan einzubeziehen.

> Ebenfalls für die Nachhaltigkeit, aber auch für die Effektivität einer Diät entscheidend ist es, den Stoffwechsel anzukurbeln, um den Energieverbrauch hochzuhalten.

> Zu diesem Zweck gilt es zunächst bevorzugt kurz und intensiv zu trainieren, denn das erzeugt den *Nachbrenneffekt*, der dafür sorgt, dass auch lange nach dem Training noch viel Energie verbrannt wird.

> Die Koordination der Grundübungen sollte immer weiter verbessert werden, um sie auf gesunde Weise mit schweren Gewichten ausführen und den Körper zum Muskelaufbau (gilt in erster Linie für die Akklimatisierungsphase) zwingen zu können.

> Im Gegensatz dazu ist es wichtig, während einer Fettabbau-Phase die Stammbewegungen durch neue Übungen oder Sportarten zu ergänzen, um durch adaptiven Stress und mangelhafter Koordination mehr Energie zu verbrennen.

> Denn je effizienter eine Übung ausgeführt wird, desto geringer ist der Energieverbrauch.

> Der Fettabbau sollte in Form von Wellen angegangen werden, denn je länger eine Fettabbau-Phase dauert, desto ineffizienter wird sie, weil der Körper zum Schutz der Fettdepots gegensteuert.

> Jede Fettabbau-Welle wird mit einer in etwa ebenso lang andauernden Akklimatisierungsphase abgewechselt, in der das Erreichte gefestigt und zudem Muskelmasse sowie Kraft aufgebaut werden kann.

> In den Akklimatisierungsphasen können gelegentlich Workouts durch Challenges ersetzt werden, um sich selbst spielerisch herauszufordern und für Abwechslung in der Trainingsroutine zu sorgen.

7 Die Grundlagen einer gesunden Ernährung

Die Grundlagen einer gesunden Ernährung sind gleichzeitig auch die Grundlagen einer Fettabbau-Ernährung. Klingt logisch oder? Je gesünder du bist, desto besser fühlst du dich. Je besser du dich fühlst, desto motivierter bist du. Je motivierter du bist, desto bessere Entscheidungen triffst zum Beispiel bei der Wahl der Lebensmittel oder auch der Frage, ob du heute noch trainieren gehst.

Trotzdem wird die Gesundheit beim Abnehmen häufig vernachlässigt, der Fettabbau stattdessen *auf Kosten der Gesundheit* erzwungen. Doch wir wollen einen nachhaltigen Weg beschreiten und sollten daher unserer Gesundheit die *oberste Priorität* zuweisen. Bevor du deine Ernährung auf den gezielten Fettabbau umstellst, gilt es demnach zunächst die Ernährungsgrundlagen zu verinnerlichen und umzusetzen. Diese sind zum Glück keineswegs kompliziert. Im Gegenteil, die Grundlagen einer gesunden Ernährung lassen sich leicht anhand weniger wesentlicher Prinzipien erklären und verinnerlichen. Der schwierige Part besteht allein in der praktischen Umsetzung, wenn nämlich rationales Denken auf Emotionen trifft.

7.1 Ernähre dich möglichst naturbelassen

In der heutigen Zeit wird Nahrung hierzulande weniger als Lebensmittel, sondern eher als Genussmittel betrachtet. Die Industrie hat sich längst darauf eingestellt und nutzt das gezielt aus, um möglichst verführerische Produkte zu kreieren. Das Problem ist, dass solche „Genussmittel" oftmals wenig mit natürlichen Lebensmitteln, auf deren Verwendung unser Körper eigentlich ausgelegt ist, gemein haben. Kekse, Gummibären, Chips, Eiscreme aber auch Nudeln, weißes Brot sowie diverse Fast-Food Produkte wie Pommes, Pizza und Hot Dogs sind als Genussmittel bestens geeignet – nicht jedoch als Lebensmittel. Denn die Optimierung von Geschmack und Konsistenz zugunsten des Genusserlebnisses gehen zulasten der Nährwerte. Viele industrielle Lebensmittel sind erschreckend arm an Mikronährstoffen wie Vitaminen, Mineralien und sekundären Pflanzenstoffen sowie an hochwertigen Proteinen, komplexen Kohlenhydraten und gesunden Fetten – dafür aber umso reicher an einfachen Kohlenhydraten wie Zucker, ungesunden Fettsäuren wie die sogenannten Transfette und diversen chemischen Zusätzen.

Im Übermaß verzehrt liegen die Folgen solcher Erzeugnisse auf der Hand. Während der Körper auf der einen Seite nicht genügend wichtige Nährstoffe für seine normale Funktionsweise bekommt, also Nährstoffdefizite entstehen, wird er auf der anderen Seite mit Chemikalien überhäuft. Das heißt, wir zwingen unseren Körper durch den regelmäßigen Verzehr nährstoffarmer, industrieller Nahrungsmittel dazu, seine Ressourcen für Kompensation und „Entgiftung" zu nutzen, anstatt sie uns zum Beispiel für sportliche Aktivitäten, konzentrierte geistige Arbeit oder aber für ein starkes Immunsystem zur Verfügung zu stellen.

Klingt abstrakt? Doch die Auswirkungen hast du bestimmt selbst schon häufiger gespürt! Energietiefs und Müdigkeit während des Tages, eingeschränkte Konzentrationsfähigkeit, unruhiger

Schlaf, Lustlosigkeit, häufige Erkältungen und gelegentlich auch ernsthaftere Erkrankungen. Damit kennen wir uns alle ein Stück weit aus und es wird Zeit zu erkennen, dass solche Einschränkungen in unserem Leben *keine Normalität* darstellen sollten und zu gewichtigen Teilen auf die Ernährung zurückzuführen sind. Natürlich gibt es weitere Faktoren. Der Lebensstil, das Maß an körperlicher Alltagsaktivität aber auch der Stress beispielsweise im Beruf können ebenfalls ausschlaggebend sein. Dennoch können wir zweifelsfrei festhalten, dass die Ernährung einen großen Einfluss auf unser Befinden und unsere Leistungsfähigkeit hat. Unser Körper benötigt *eine Vielzahl an Nährstoffen* und *hochwertige Energie*, um leistungsfähig und gesund zu sein.

Wir müssen den Tatsachen ins Auge schauen: Wenn du einen gesunden, fitten, schlanken und starken Körper erlangen und ein entsprechend bereichertes Leben führen möchtest, führt für dich langfristig kein Weg daran vorbei, dich weitestgehend naturbelassen zu ernähren. Denn „naturbelassen" bedeutet in erster Linie vor allem: **nährstoffreich und chemikalienarm.**

Es braucht keine komplizierten Diätanweisungen, wenn du deine Lebensmittel vermehrt nach diesem Prinzip auswählst. Dabei darf allerdings eine Tatsache nicht vergessen werden: **Es gibt keine perfekten Lebensmittel!**

Der Mensch hat heutzutage überall seine Finger im Spiel, sei es durch Dünger, Nitrate im Boden, Wachstumshormone, ertragssteigernde Züchtungen oder auch nur Abgasbelastung der Luft. Damit müssen wir uns abfinden, denn anders geht es nicht, wollen wir unsere kulturellen Errungenschaften behalten und infolge der Übervölkerung nicht an Hunger leiden. Das ist ein Grund dafür, dass dieses Prinzip „Ernähre dich so naturbelassen wie möglich" anstatt „Ernähre dich vollkommen naturbelassen" heißt – letzteres wäre schlicht unmöglich.

Davon abgesehen existiert kein überzeugender Grund dafür, es mit der Naturbelassenheit zu übertreiben und einen extremen Weg einzuschlagen. Denn wenn uns die moderne Ernährungsweise vieler Menschen eines lehrt, dann ist es die Tatsache, dass unser Körper verdammt robust und anpassungsfähig ist. Das bedeutet, du musst dich *nicht* „perfekt" ernähren, um gut funktionieren zu können. Ganz zu schweigen davon, dass bisher niemand *genau* weiß, wie eine „perfekte" Ernährung eigentlich auszusehen hat.

Es gibt also keinen Grund, wegen Plastikflaschen, Schweinefleisch oder gespritztes Obst und Gemüse direkt in eine Hysterie zu verfallen. Denn wenn wir diesen Weg wirklich bis ins Extremste gehen würden, bliebe kaum noch ein Lebensmittel zum Verzehr übrig. Ich erwähne das an dieser Stelle in aller Deutlichkeit, denn die guten Absichten hinsichtlich einer Ernährungsoptimierung können schnell zur Übertreibung und in manchen Fällen bis zur Essstörung führen. Das ist unter Athleten, vor allem im Bodybuilding-Bereich, durchaus keine Seltenheit.

Ganz abgesehen davon sollte ein Faktor bei der Ernährung *niemals* vergessen werden: Die *psychische* Gesundheit. Normalerweise werden Ernährungsmethoden aus rein physiologischer Sicht erstellt. Doch das wird dem Sinn der modernen Ernährung nicht gerecht. Denn trotz des Umstandes, dass Nahrung in erster Linie als Mittel zum Leben gedacht ist, sollten wir uns unbedingt der *Tatsache* stellen, dass sie heutzutage auch als Genussmittel eingesetzt wird.

Das ließe sich für die Mehrheit der Menschen in unserer Gesellschaft kaum noch vollständig umkehren.

Das heißt, der Versuch, Nahrung als Genussmittel vollständig zu eliminieren und stattdessen ausschließlich als Lebensmittel zu benutzten, ist zum Scheitern verurteilt - denn dabei würden die wenigsten Menschen dauerhaft mitziehen wollen. Die vielen „Leckereien" sind schon viel zu lange Teil unseres Lebens als dass wir bereit wären, sie komplett aufzugeben. Vor allem weil Genuss-Nahrungsmittel mittlerweile auch ein wesentlicher Teil der sozialen Dynamik unserer Gesellschaft sind. Ein Fußballabend mit Rohkost, ein Geburtstag ohne Kuchen, Weihnachtsmarkt ohne gebrannte Mandeln und Glühwein? Wie viele Menschen würden sich dem dauerhaft anschließen? Es ist richtig, dass ein Teil der Athletengemeinschaft hier gerne eine Sonderrolle einnehmen will. Aber das sind Ausnahmen und selbst diese halten das meist nur für wenige Jahre durch, ehe sie schlussendlich doch noch eine gemäßigtere Perspektive einnehmen. Daher brauchen wir einen alternativen Denkansatz:

> **Wäre es nicht klüger, sich *die meiste Zeit* über möglichst naturbelassen (nährstoffreich, chemikalienarm) zu ernähren und *ergänzend* dazu gelegentlich dem Genuss – vor allem im sozialen Kontext – hinzugeben, anstatt komplett auf alle Arten industrieller Nahrung wie Süßigkeiten, Knabbereien, Fast Food, Kuchen oder Eiscreme zu verzichten und dafür aber schon nach wenigen Wochen frustriert das Handtuch zu werfen?**

Der weitverbreitete Ansatz scheint zu sein, dieses dauerhafte Extrem irgendwie erzwingen zu wollen. Doch wenn wir uns das Ergebnis, die vielen abgebrochenen Diäten und Einkaufswägen voller Softdrinks und Fertiggerichte, anschauen, müssen wir ganz nüchtern festhalten: **Dieser Ansatz funktioniert für die meisten Menschen nicht!**

Deshalb möchte ich dich dazu animieren, dass du dich *weitestgehend* naturbelassen ernährst, aber auch kein schlechtes Gewissen hast, wenn du Ausnahmen machst. Ernähre dich im Alltag möglichst nährstoffreich und chemikalienarm. Wenn du allerdings mit deinen Freunden oder deiner Familie mal in ein Restaurant gehen oder eine Pizza bestellen willst, spricht nichts dagegen. **Denn grundsätzlich ist kein Lebensmittel verboten!**

Mithilfe einer solchen Balance aus Lebens- und Genussmitteln kümmerst du dich sowohl um deine körperliche als auch „emotionale" Gesundheit - ein zufriedenstellendes, erfüllendes Gleichgewicht.

Das heißt, unsere größte Herausforderung besteht darin, dafür zu sorgen, dass die Ausnahmen auch tatsächlich Ausnahmen bleiben und nicht zur Regel werden. Die Balance soll erhalten bleiben. Wie können wir das erreichen? Nun, indem wir eine neue Mentalität etablieren. Das ist genau der Punkt, an dem die Ernährung extrem eng mit dem Lebensstil zusammenhängt. Hier wird auch der Grund ersichtlich, warum es besser ist, zuerst den Lebensstil zu verändern, ehe die Ernährung angepasst wird.

Kleine Erinnerungshilfe: Wenn du damit anfängst, dich häufiger zu bewegen, aktiver zu leben, über weite Strecken deines Alltags eine gesündere, möglichst aufrechte Haltung einzunehmen und deinen Bewegungsapparat in Schuss zu halten, wirst du ziemlich schnell die positiven Auswirkungen auf deine Gesundheit, auf deine Energie und letztlich auf dein gesamtes Leben spüren. Du wirst merken, dass du bei allem viel länger durchhältst, dass du viel motivierter bist, zu handeln, dass du fit, gesund und kraftvoll leben kannst. Es zu beschreiben, wird diesem Gefühl des deutlich gesteigerten „allgemeinen Wohlbefindens" nicht gerecht. Um es zu verstehen und den Wert zu verinnerlichen, muss es erfahren werden. Wenn du das schaffst, wenn du dieses Gefühl der gesteigerten Fitness und Gesundheit kennenlernst, indem du deinen Lebensstil entsprechend veränderst, dann wirst du dich ganz automatisch auch gesünder ernähren wollen. Denn es ist die vollkommen logische Folge einer neuen Mentalität und das Beste dabei ist: Auf diese Weise ernährst du dich *aus eigenem Antrieb* gesünder. Ein inneres *Wollen* anstelle eines äußeren *Müssens*. Ein massiver Unterschied zu herkömmlichen Diäten. Wenn du Menschen, die beispielsweise eine vegane, steinzeitliche oder kohlenhydratarme Ernährungsform anwenden, genau beobachtest, wirst du feststellen, dass sie meist aus einem Zwang heraus handeln, was sich zum Beispiel am häufigen Gebrauch der Worte „müssen", „dürfen" oder „verboten" äußert.

> *„Ich darf keine tierischen Produkte essen."*

> *„Verarbeitete Lebensmittel sind verboten."*

> *„Ich muss auf meine Kohlenhydratzufuhr achten."*

Wer aus Überzeugung handelt, verwendet viel eher das Wort „wollen":

> *„Ich will mich von pflanzlichen Lebensmitteln ernähren."*

> *„Ich will möglichst unverarbeitete Lebensmittel verzehren."*

> *„Ich will auf meine Kohlenhydratzufuhr achten."*

Welche Form des Antriebes ist wohl nachhaltiger?

Die Hintergründe dieses einfachen Prinzips haben wir nun ausführlich geklärt. Bleibt festzuhalten: Ernähre dich so naturbelassen wie möglich. Wie das funktioniert, schauen wir uns im Praxisteil an.

7.2 Ernähre dich vielfältig

Das zweite Prinzip basiert in letzter Instanz auf so ziemlich den gleichen Zusammenhängen wie das der Naturbelassenheit. Entscheidend zu nennen sind hier nämlich zwei grundlegende Einsichten:

- Es gibt keine „perfekten" Lebensmittel
- Der Körper benötigt einen großen Nährstoffverbund, um ordentlich funktionieren zu können

Es ist eigentlich ganz simpel: An jedem Lebensmittel gäbe es in der einen oder anderen Form etwas auszusetzen, jedoch nur dann, wenn sie auch im Übermaß verzehrt werden. Die Schwelle, bei der wir vom Übermaß sprechen, ist bei weitestgehend naturbelassenen Lebensmitteln natürlich deutlich höher als bei Junk-Food und Co.

Noch wichtiger aber ist, dass es keine *kompletten* Lebensmittel gibt. Mag sein, dass wir eines fernen Tages nur noch Tabletten einwerfen und dadurch mit sämtlichen Nährstoffen bestens versorgt sind. Doch das ist nach gegenwärtigem Wissensstand nicht möglich, weil niemand *genau* weiß, was der Körper eigentlich in welcher Menge benötigt.

Was wir jedoch wissen: Abwechslungsreiche, natürliche Lebensmittel versorgen unseren Körper mit allem, was er benötigt. Solange wir vornehmlich naturbelassene Nahrung verzehren, werden wir *immer* einen Verbund an Lebensmitteln benötigen, um Nährstoffdefizite zu vermeiden. Es gibt entgegen manchem Mythos kein einziges Lebensmittel, das unseren gesamten Bedarf abdecken kann. Von Zeit zu Zeit werden zwar verschiedene Kandidaten in den Ring geworfen, so zum Beispiel die Kartoffel. Doch bestenfalls hieße es dann „am ehesten noch…". Unter Ernährungsexperten unstrittig ist, dass es kein Nahrungsmittel gibt, welches unseren Körper auf Dauer vollständig versorgen kann.

Wie also gehen wir mit der Problematik um? Wir wissen zwei entscheidende Sachen *nicht* sicher:

- Was genau der Körper in welcher Menge benötigt
- Welche Lebensmittel in welcher genauen Menge schaden können

Es ist nämlich manchmal nur eine Frage der Zeit, bis eine neuere Studie die bisherige Lehrmeinung widerlegt. Die genauen Wirkungsmechanismen, das genaue Zusammenspiel in unserem Körper, bleibt *noch* im Dunkeln. Wir können spekulieren, wir können untersuchen und auch eingrenzen, aber mit abschließender Gewissheit können wir eigentlich kein Lebensmittel beurteilen.

Das ist unsere Problemstellung und ich habe sie genau ausgeführt, damit das zweite fundamentale Ernährungsprinzip leicht verständlich wird. Denn es stellt die auf der Hand liegende Lösung dieses Problems dar: **Wir ernähren uns einfach abwechslungsreich.**

Durch die Vielfalt eliminieren wir einerseits die Gefahr, potenziell schädliche Stoffe in größerer Menge aufzunehmen, und sorgen andererseits dafür, dass unser Körper mit allen wichtigen Nährstoffen stets ausreichend versorgt ist. Eine sehr simple, aber auch elegante Lösung. Denn statt dich mit jedem einzelnen Lebensmittel genauestens auseinandersetzen zu müssen und schlussendlich trotzdem immer noch keine Gewissheit zu haben, kannst du in Kombination mit der Naturbelassenheit einfach dafür sorgen, dass dein Speiseplan abwechslungsreich ist. Das ist der Inbegriff der Effizienz und genau die Art der Ernährungsgestaltung, die den Aufwand so minimiert, dass sie sich auch langfristig umsetzen lässt.

Doch das ist noch gar nicht alles, denn neben der Effizienz gibt es noch einen wichtigen Nebeneffekt: Eine abwechslungsreiche Ernährung beugt Langeweile vor und hält somit die Motivation hoch. Denn auf Dauer benötigt der Mensch immer wieder Abwechslung. Das gilt für die Ernährung ebenso wie für das Training und auch alle anderen Bereiche unseres Lebens. Wer will schon jeden Tag das Gleiche machen, essen, denken? Eine vielfältige Ernährung ist also nicht nur gesünder. Sie macht uns auch noch wesentlich zufriedener.

Aus praktischer Sicht muss das Gebot der Ernährungsvielfalt dennoch etwas eingeschränkt werden. Denn zwar ist es aus den genannten Gründen ohne Zweifel wichtig, für Abwechslung auf dem Speiseplan zu sorgen, doch wird die Organisation umso schwieriger, je größer die Vielfalt ist. Es fällt zunehmend schwerer, den Überblick über die Optionen zu behalten. Welches Gericht soll ich kochen? Welche Zutaten brauche ich? Wie sieht es mit der Haltbarkeit der Lebensmittel aus? Je größer die Vielfalt, desto schwieriger die Organisation. Das heißt: Abwechslung ist wichtig, aber übertreiben sollte man es nicht.

Zur Umsetzung dieses grundlegenden Prinzips und zum Finden einer Balance aus Praktikabilität und Vielfalt kommen wir noch im Praxisteil.

7.3 Ernähre dich ausgewogen

Das dritte Prinzip einer gesunden Ernährung dreht sich um eine für die Funktionsweise des Körpers wichtige und zugleich praktikable Kombination der Lebensmittel.

Dazu teilen wir die Lebensmittel in vier Kategorien auf: Mikronährstofflieferanten, Proteinlieferanten und Energielieferanten sowie eine Hybridform aus Protein- und Energielieferanten.

Grundsätzlich enthalten zwar alle natürlichen Lebensmittel eine Kombination der Nährstoffe, doch lassen sich leicht Schwerpunkte definieren:

> **Mikronährstofflieferanten:** Gemüse, Obst
>
> **Proteinlieferanten:** Fleisch, Fisch, Tofu
>
> **Energielieferanten:** Kartoffeln, Süßkartoffeln, Reis, Quinoa, Amaranth, Haferflocken, Hülsenfrüchte, diverse Getreideerzeugnisse
>
> **Hybridformen:** Eier, Käse, fettreiches Fleisch, fettreicher Fisch, Nüsse, Samen, Kerne

Eine simple, grobe Einteilung, die für unsere Zwecke vollkommen ausreichend ist. Im Sinne der Ausgewogenheit gilt es nun sicherzustellen, dass jede der Lebensmittelgruppen Mikronährstoff-, Protein- und Energielieferanten in annähernd *gleichmäßiger Verteilung* auf dem Teller landet. Lebensmittel aus der Hybrid-Kategorie zählen als Energie- ebenso wie als Proteinlieferant und können daher in doppelter Menge auf dem Teller landen.

Diese Einteilung ist einerseits enorm praktisch, weil die Zusammenstellung sinnvoller Hauptmahlzeiten damit leicht intuitiv geschehen kann, und andererseits wird dadurch der Nährstoffbedarf des Körpers bestens abgedeckt.

Mikronährstofflieferanten sind wichtig, um den Körper mit Vitaminen, Mineralien, Spurenelementen und sekundären Pflanzenstoffen zu versorgen. Mikronährstoffe kommen auch in naturbelassenen Lebensmitteln der anderen Kategorien vor. Genauer gesagt zeichnen sich naturbelassene Lebensmittel besonders dadurch aus, reich an Mikronährstoffen zu sein. Doch einerseits benötigen wir als körperlich aktive Menschen für unsere Regeneration und Entwicklung besonders viele Nährstoffe und andererseits haben die Lebensmittel der Mikronährstofflieferanten-Kategorie entscheidende Vorteile:

Gemüse ist nährstoffreich, aber sehr energiearm und wirkt zugleich sehr sättigend. Neben der Nährstoffversorgung des Körpers hilft es daher auch bei der Gewichtskontrolle.

Obst enthält zwar mehr fruchteigenen Zucker und dadurch durchaus einige Kalorien, hilft aber durch seinen süßen, leckeren Geschmack dabei, die Finger von industriell gefertigten Süßigkeiten zu lassen. Evolutionsbedingt steht der Mensch nämlich auf Süßkram, weil es unseren steinzeitlichen Vorfahren überlebenswichtige Energie lieferte. Man kann die Lust auf Süßes zwar eindämmen, doch die meisten Menschen können sich davon nicht dauerhaft lösen. Obst stellt verglichen mit industriellen Süßigkeiten definitiv die sinnvollere Alternative dar.

Proteinlieferanten sind ein wesentlicher Bestandteil einer ausgewogenen Ernährung, weil das Protein schlicht ein sehr wichtiger Nährstoff für den menschlichen Körper ist. Proteine werden im Körper in ihre Bestandteile, sogenannte Aminosäuren, aufgespalten und beispielsweise in den Muskeln zu körpereigenen Proteinen zusammengebaut. Proteine und Aminosäuren sind unter anderem für Muskelaufbau und -reparatur, die Funktionsweise des Immunsystem und als Katalysatoren für verschiedenste andere biochemische Prozesse des Körpers notwendig. Anders gesagt: Proteine, die übrigens auch als Eiweiße bezeichnet werden, sind lebensnotwendig.

Athleten, die bekanntermaßen viel mit ihren Muskeln arbeiten, benötigen sowohl zum Aufbau als auch für die Regeneration nach den Workouts mehr Proteine als andere Menschen. Darüber hinaus helfen Proteine auch bei der Gewichtskontrolle, weil sie insgesamt wenig Energie liefern und zudem stark sättigen. 1g Protein enthält zwar wie die gleiche Menge an Kohlenhydraten rund 3,9 kcal Energie. Doch ist es wesentlich aufwändiger für den Körper, Proteine in eine nutzbare Energieform (Glukose) umzuwandeln. Dieser Umwandlungsprozess *kostet* Energie, sodass in der Summe weniger Energie geliefert wird.

Proteine sind daher keine guten Energielieferanten für den Körper, aber trotzdem wichtig für seine Funktionsweise, Weiterentwicklung und Ästhetik.

Energielieferanten sind der letzte grundlegende Baustein einer gesunden, ausgewogenen Ernährung, denn der menschliche Körper benötigt schlicht eine Menge Energie, um funktionieren zu können. Für Athleten, die sich viel bewegen und regelmäßig trainieren, gilt dies natürlich umso stärker. Nun mangelt es den meisten Menschen unserer Gesellschaft kaum an Nahrungsenergie. Im Gegenteil, der Großteil von uns konsumiert zu viel Energie, welche in den Fettdepots gespeichert wird, wodurch das Hüftgold wächst und gedeiht. Entscheidend aber ist nicht nur die Menge, sondern auch die Qualität der Energie. Eine Kalorie ist eben nicht eine Kalorie, wenn man langfristig denkt. Es macht einen riesigen Unterschied, ob die täglich verzehrten Kalorien aus Gummibären oder nährstoffreichen Süßkartoffeln stammen. Man darf bei der simplen Mathematik nicht die komplexeren Zusammenhänge vergessen. Gummibären sättigen beispielsweise nicht wirklich und können in der richtigen Menge verzehrt Energietiefs verursachen, wodurch der Hunger gesteigert wird. Außerdem zählt nicht die Menge der verzehrten Energie, sondern die Menge der vom Körper aufgenommenen und verarbeiteten Energie und die Frage, wofür diese Energie verwendet wurde. Wenn ein Lebensmittel fast ausschließlich Energie liefert, wird es der Verdauung sehr leicht gemacht. Wenn aber noch Ballaststoffe und verschiedenste andere Nährstoffe dabei sind, wird das Lebensmittel wesentlich langsamer verdaut, wodurch wiederum ein größerer Energieaufwand erforderlich ist. Du siehst: Die Qualität ist entscheidend. Energielieferanten sollten mehrheitlich hochwertige, möglichst naturbelassene Lebensmittel sein, um sich positiv auf die Leistungsfähigkeit auszuwirken und das Körpergewicht unter Kontrolle zu halten.

Trotzdem zählt natürlich auch die Quantität und dabei begehen viele Menschen, die abnehmen wollen, den Fehler, sie blind zu reduzieren. Für uns funktioniert das jedoch nicht so leicht, denn wer körperlich aktiv wird, braucht auch entsprechend mehr Energie, da ansonsten Müdigkeit, Leistungstiefs und Demotivation nur eine Frage der Zeit sind. Bei den Ernährungsgrundlagen gilt deshalb: Keine gezielte Kalorienreduktion. Wir wollen uns zunächst auf die Qualität konzentrieren und hinsichtlich der Quantität lediglich dafür sorgen, ausreichend Energie aufzunehmen, um athletisch leben und trainieren zu können. Wie viel Energie genau ausreichend ist? 2489 kcal für Männer und 1934 kcal für Frauen – alles darüber macht fett, alles darunter macht dünn.

Kleiner Scherz, der genaue Energieverbrauch schwankt natürlich von Mensch zu Mensch sowie von Tag zu Tag, weshalb das Zahlenspiel bei der Ernährung in den meisten Fällen nicht zielführend ist. Die Energiezufuhr lässt sich jedoch leicht intuitiv regulieren: Richte dich nach deinem Hunger und halte die gleichmäßige Aufteilung einer ausgewogenen Ernährung ein. Wenn du dich häufiger schlapp fühlst, kannst du die Energiezufuhr erhöhen. Das ist alles. In der Theorie klingt es immer viel komplizierter, als es in der Praxis ist. Du wirst sehen, dass die im Praxisteil vorgestellte Umsetzung der Grundlagen einer ausgewogenen Ernährung sehr simpel ist.

Wichtig zu klären ist an dieser Stelle lediglich, welche Nährstoffe die besten Energielieferanten sind. Wir haben bereits besprochen, dass Proteine keine guten Energielieferanten für den Körper sind. Besser geeignet sind zu diesem Zwecke Kohlenhydrate und Fette. Während Fette für verschiedene Prozesse im Körper wichtig sind, kommt den Kohlenhydraten keine lebensnotwendige Bedeutung zu. Unwichtig sind sie allerdings dennoch nicht. Denn je intensiver die körperliche Belastung, desto verstärkt greift der Körper auf die in den Muskeln gespeicherte Kohlenhydratenergie, auch *Glykogen* genannt, zurück. Im Sinne der Leistungsfähigkeit und Regeneration werden Kohlenhydrate also umso wichtiger, je intensiver das Training wird. Anders gesagt: Aktive Athleten wie wir brauchen sowohl Kohlenhydrate als auch Fette. Das genaue Verhältnis spielt bei den Grundlagen noch keine Rolle, sondern wird erst bei der Fettabbau-Ernährung interessant. Hier gilt es nur sicherzustellen, sowohl Kohlenhydrate als auch Fette als Energielieferanten zu verzehren.

Eine ausgewogene Ernährung, die alle drei grundlegenden Lebensmittelkategorien gleichermaßen einbezieht, ist pflegeleicht und wertvoll für deine Leistungsfähigkeit sowie die weitere Entwicklung deines Körpers.

7.4 Athletengerechte Flüssigkeitszufuhr

Bisher haben wir uns schon ausgiebig über ein gesundes Essverhalten unterhalten. Doch kam dabei noch nicht zur Sprache, dass auch die Flüssigkeitszufuhr eine enorm wichtige Komponente einer gesunden Ernährung darstellt. Dieses Thema wird oftmals vernachlässigt und kann dadurch ein ganzes Ernährungs- und Trainingssystem zum Einsturz bringen. Klingt übertrieben? Vielleicht. Doch es gibt dafür gute Gründe.

Dehydration kann nämlich einen sehr großen, negativen Effekt auf unsere Leistungs- und Konzentrationsfähigkeit haben. Wir müssen uns vor Augen halten, dass der menschliche Körper zu 60-70% aus Wasser besteht. Bei nahezu allen Prozessen unseres Körpers ist Wasser ein Schlüsselelement. Es hat überall seine Finger im Spiel, auch beim Muskelauf- und Fettabbau, bei Muskelkontraktionen, bei der Verdauung, bei der Nährstoffversorgung, der Funktionsfähigkeit des Gehirns - sogar bei der Atmung. Schon eine geringe Dehydration wirkt sich negativ auf unsere körperliche wie auch geistige Leistungsfähigkeit aus.

Es gibt mittlerweile mehr als genügend Studien, die das belegen. Kleines Beispiel: Am Human Performance Laboratory der University of Connecticut in den USA wurden verschiedene Tests sowohl im leicht dehydrierten als auch im ausreichend flüssigkeitsversorgten Zustand an weiblichen und männlichen Versuchsteilnehmern durchgeführt. Unter anderem wurde dabei festgestellt, dass eine leichte Dehydration Kopfschmerzen, Müdigkeit und Konzentrationsprobleme verursachen kann.

Unter Experten sind die negativen Auswirkungen einer mangelhaften Wasserzufuhr unbestritten. Das führt uns auch schon zur entscheidenden Frage: Wie decken wir unsere Flüssigkeitszufuhr sowohl qualitativ als auch quantitativ am besten?

Zunächst zur Qualität: Es gibt nur ein einziges für unseren Körper optimales Getränk auf dieser Welt und das ist Wasser. *Ergänzend* dazu sind natürlich auch Kaffee, Milch und ungesüßter Tee in Ordnung, doch die Flüssigkeitszufuhr sollten wir mit Wasser decken. Es ist schlicht und einfach das natürlichste Getränk, also genau die Form von Flüssigkeit, auf deren Benutzung unser Körper ausgelegt ist. Zudem enthält Wasser keinerlei Kalorien, während seine Verarbeitung den Stoffwechsel leicht ankurbelt und dadurch Energie verbraucht. Fällt in die Kategorie „netter Bonus".

Bleibt die Frage der Quantität: Die Menge an täglich zu trinkendem Wasser spaltet die Geister. Dabei können wir daraus in unseren speziellen Rahmenbedingungen eine simple Angelegenheit machen: **Trinke mindestens drei Liter Wasser täglich.**

Im Büro arbeitende, körperlich weitestgehend inaktive Personen mögen weniger Wasser benötigen. Doch aktive Menschen wie wir sollten diese Menge nach Möglichkeit nicht unterschreiten. Das hat einen simplen Grund: Wie viel Wasser du *genau* benötigst, kann dir keine Studie der Welt verraten. Denn gerade wenn du häufig trainierst, aktiv lebst und dadurch deinen Stoffwechsel stark anheizt, variiert mit dem täglich absolvierten Bewegungspensum natürlich auch der Wasserbedarf von Tag zu Tag. Doch da schon eine leichte Dehydration einen großen Einfluss auf unsere Leistungsfähigkeit haben kann, gilt es dieses Szenario unbedingt zu vermeiden. Vergiss nicht: Fitness steht und fällt mit der Motivation. Was glaubst du, wie motiviert du sein wirst, wenn du dich schlapp und müde fühlst, vielleicht sogar Kopfschmerzen hast? Solche Symptome sind dir sicher nicht fremd, doch dass die Ursache eine mangelhafte Wasserversorgung sein kann, erkennt man in solchen Momenten nur selten. Manchmal sind wir so im Stress, dass wir den Durst gar nicht spüren und vergessen, ausreichend zu trinken.

Deshalb sagte ich eingangs, eine unzureichende Wasserzufuhr kann das System zum Einsturz bringen, denn sie vermag uns die Motivation zu rauben. Als Folge daraus gibt es für körperlich aktive Menschen ein ganz einfaches Prinzip, an das wir uns halten können: **Trinke lieber mehr als zu wenig Wasser.**

Aber kann zu viel Wasser nicht auch schädlich sein? Selbstverständlich, im Übermaß ist alles schädlich. Doch ernsthafte gesundheitliche Konsequenzen müssen wir erst bei viel größeren Mengen fürchten. Drei Liter Wasser am Tag sind davon weit entfernt. Zudem ist die Sorge, dadurch Nährstoffe aus dem Körper zu spülen, bei dieser Menge stark übertrieben. Wichtiger ist, eine Dehydration zu vermeiden und im Zweifelsfall kannst du es einfach ausprobieren. Du wirst ziemlich schnell feststellen, dass es dir als aktiver Athlet mit drei Litern Wasser am Tag besser geht.

Mit drei Litern Wasser ist übrigens trinken gemeint. Dass Nahrungsmittel auch Wasser enthalten, ist bei dieser Menge bereits berücksichtigt. Vergiss nicht: Unser Ziel ist ein körperlich aktiver Alltag gepaart mit gezieltem Training. Die Grundlage für eine dauerhafte Umsetzung dessen ist eine ausreichende Flüssigkeitszufuhr und die sollten wir zur Vermeidung des oben beschriebenen Szenarios lieber etwas großzügiger ansetzen. Anfangs wird dir das möglicherweise ungewohnt erscheinen, doch schon nach kurzer Zeit wirst du dich daran gewöhnen und im Zusammenhang mit deinem aktiven Alltag auch den Bedarf erkennen. Zumindest kenne ich bisher keinen einzigen Athleten, der es bereute, mindestens drei Liter Wasser täglich getrunken zu haben. Ich bin mir sicher, dass auch du dich nach kurzer Zeit wesentlich energiegeladener fühlen wirst, wenn du eine ausreichende Flüssigkeitszufuhr sicherstellst.

7.5 Richtlinien für die praktische Umsetzung

Die theoretischen Grundlagen einer gesunden Ernährung sind sehr simpel: Ernähre dich möglichst naturbelassen, ernähre dich vielfältig, ernähre dich ausgewogen und trinke genügend Wasser. So einfach diese umfassenden Prinzipien zu verstehen sind, so kompliziert kann uns manchmal die Umsetzung fallen.

Einer der wesentlichen Gründe dafür, dass viele Diäten scheitern: Sie machen schon die Theorie unnötig kompliziert, obwohl die Theorie der leichte Teil ist. Hunderte Seiten mit genauen Analysen einer perfekten Ernährung und am Ende wird nichts davon umgesetzt, weil im Falle zunehmender Komplikationen der innere Schweinehund schnell die emotionale Oberhand gewinnt. Er lockt damit, die Dinge wieder auf angenehme Weise zu vereinfachen – zurück zu alten Gewohnheiten, zurück in die bequeme Komfortzone. Die *praktische* Ernährungsumstellung ist daher die wahre Herausforderung eines Athleten. Wenn schon die Theorie zu kompliziert wird, dann stehen die Chancen einer nachhaltigen Anwendung zumeist nahe Null.

Das simple theoretische Fundament haben wir uns angeeignet, nun gilt es die übergreifenden Hebel praktisch umzusetzen, um wirklich etwas zu bewirken – nämlich die eigene Gesundheit, Fitness und Ästhetik mit einer vernünftigen, athletengerechten Ernährungsweise zu fördern.

Naturbelassenere Lebensmittel kaufen

Der Verzehr möglichst naturbelassener Lebensmittel steht und fällt damit, im Supermarkt kluge Entscheidungen zu treffen. Mache dir bewusst, dass alles, was du an Süßigkeiten und Fast-Food in den Einkaufswagen packst, mit Sicherheit zu Hause auch verzehrt wird. Die einfache Lösung: Leg das Zeug gar nicht erst in den Wagen. Gehe am besten mit gesättigtem Magen einkaufen, dann fällt es dir wesentlich leichter, der Verlockung zu widerstehen.

Was alternativ im Einkaufswagen landen sollte?

Zunächst kennst du sicher Bio-Lebensmittel. Dabei handelt es sich – und das darf man nicht vergessen – um ein Siegel, um eine Konvention. Es bedeutet nicht zwangsläufig, dass Bio-Lebensmittel unter wirklich natürlichen Umständen erzeugt werden. Doch es stellt zumindest einen Fortschritt bezüglich der Natürlichkeit der Produkte dar. Wenn du die Möglichkeit hast, greif ruhig häufiger zu Bio-Lebensmitteln. Es gibt übrigens auch hochwertige Lebensmittel, die eigentlich die Bedingungen für das Bio-Siegel erfüllen würden, es aber aus Kostengründen nicht tragen. Gerade bei kleineren Erzeugern, die vielleicht auch nur nebenher ein wenig Obst oder Gemüse anbauen, ist das oft der Fall. Bei derartigen regionalen Erzeugnissen kannst du vor allem dann zulangen, wenn du nachvollziehen kannst, dass sie unter möglichst natürlichen Bedingungen entstanden sind.

Doch höchstwahrscheinlich wirst du trotzdem die meisten deiner Lebensmittel aus dem Supermarkt beziehen und möglicherweise kannst du dir nicht immer Bio-Produkte leisten. Kein Problem, es heißt ja „so naturbelassen wie möglich". Das bedeutet auch, im Rahmen des eigenen Budgets. Für den Supermarkt gibt es eine ganz einfache Faustregel, an der du dich orientieren kannst: **Die *Zutatenliste* sollte möglichst kurz sein und im Optimalfall nur aus einer einzigen Zutat bestehen.**

Wenn du Hähnchenbrust kaufen möchtest, sollte in der Zutatenliste also idealerweise auch nur Hähnchenbrust aufgeführt werden. Auf diese Weise umgehst du einer Menge an chemischen Zusatzstoffen, die in vielen Produkten enthalten sind. Rein geschmacklich wird das gerade am Anfang natürlich eine Umstellung, weil deine Geschmacksnerven noch an zusätzliche Geschmacksverstärker gewöhnt sind. Doch mit der Zeit wirst du dich zweifellos daran gewöhnen und erkennen, dass sich auch mit naturbelassenen Zutaten köstliche Mahlzeiten zubereiten lassen.

Für Abwechslung sorgen

Der erste Schritt auf dem Weg zu mehr Vielfältigkeit besteht darin, die Fixierung auf einzelne Wunder-Lebensmittel aufzugeben. Wir brauchen keine Listen im Sinne von „Die 6 gesündesten Lebensmittel". Genauso wenig sinnvoll ist der Hype um sogenannte „Super-Foods". Es lässt sich zwar gut verkaufen, aber die Idee, dass ein einziges Lebensmittel all deine Probleme löst, entspricht nicht der Realität. Ganz egal, wie gesund ein Lebensmittel angeblich sein mag, deine Ernährung insgesamt wird nur dann wirklich gesund sein, wenn sie – wie der Volksmund so schön sagt – ausgewogen und vielfältig ist.

Nehmen wir den Brokkoli als Beispiel - ein wirklich gutes Lebensmittel. Sehr nährstoffreich und immer wieder zeigen Untersuchungen positive Auswirkungen bezüglich Vorbeugung und Bekämpfung von Krebs. Aber hast du dich schon einmal gefragt, welche Auswirkungen es möglicherweise auf deine Verdauung haben könnte, wenn du täglich – übertrieben gesagt – kiloweise Brokkoli verzehrst? Mit etwas Glück zündest du den Furz deines Lebens und erhältst dadurch eine Einsicht. Doch wer weiß, welch weitaus schlimmere langfristige Folgen ein extremer Überkonsum haben kann. Im Zweifelsfall lebt es sich mit gesundem Menschenverstand am besten und wenn du ganz ehrlich bist, weißt du instinktiv, dass eine vielseitige Ernährung gesünder ist. Deshalb gilt es sich von der Idee zu verabschieden, nur die besten der besten Lebensmittel auf den Speiseplan zu setzen. Erweitere deinen kulinarischen Horizont!

Du kannst das Prinzip der Vielfalt sowohl in den einzelnen Mahlzeiten selbst als auch über mehrere Mahlzeiten hinweg anwenden.

Einzelne Mahlzeiten können also ruhig mehrere Zutaten aufweisen. Dadurch deckst du nicht nur ein breiteres Nährstoffspektrum ab, sondern erfreust auch den Geschmackssinn. Beispielsweise können mehrere Gemüsesorten im Verbund mitunter einen intensiveren, abwechslungsreicheren Geschmack entfalten als eine einzelne Gemüsesorte, die du wahrscheinlich schon dutzende Male auf dem Teller hattest. Doch gleichzeitig gilt es natürlich den dadurch steigenden Aufwand zu berücksichtigen. Je mehr Zutaten, desto länger dauert die Zubereitung und desto größer ist auch der organisatorische Aufwand. Hier muss jeder für sich selbst einen Kompromiss finden. Letztlich gilt es bei der Ernährung immer einen Kompromiss zwischen dem (hypothetischen) theoretischen Optimum und der praktischen Umsetzung zu finden.

Das gilt auch für die Anwendung des Vielfaltsprinzips über mehrere Mahlzeiten hinweg. Es ist nämlich auf der einen Seite sehr wichtig, dass auf mehrere Mahlzeiten verteilt verschiedene Zutaten genutzt werden. Auf der anderen Seite steigert es den organisatorischen Aufwand enorm, wenn es keinerlei Überschneidungen gäbe und massenhaft exotische Zutaten verwendet werden würden. Somit ist es wichtig, zwischen Vielfalt und Einfachheit abzuwägen.

Schließlich gilt es noch festzuhalten, dass sich die Vielfalt nicht auf die Lebensmittelauswahl beschränkt, sondern auch auf die Zubereitungsmethode erstreckt. Für eine ausgewogene Ernährung ist es wichtig, auf mehrere Zubereitungsmethoden zurückzugreifen. Gebratene, gekochte, gegrillte und dampfgegarte Lebensmittel sollten ebenso wie rohes Obst und Gemüse, welche beispielsweise noch über wertvolle Enzyme verfügen, die beim Erhitzen zerstört werden, auf deinem Speiseplan vorkommen. Jede Methode hat eigene Vor- und Nachteile. Das Dampfgaren ist zum Beispiel eine besonders nährstoffschonende Garmethode. Potenziell schädliche Stoffe werden dabei jedoch ebenfalls geschont, während sie beim scharfen anbraten oder grillen unschädlich gemacht werden können. Deshalb gilt es die einzelnen Zubereitungsmethoden abzuwechseln. Das ist genau wie die Variation der Lebensmittel zugleich auch für die geschmackliche Vielfalt und damit zur Vorbeugung von Langeweile wichtig.

Das Vielfalts-Prinzip klingt auf dem ersten Blick ein wenig kompliziert, weil es eine Art Drahtseilakt zu sein scheint. Kombiniere mehrere Lebensmittel in einer Mahlzeit, aber nicht so viele, dass der organisatorische Aufwand zu hoch wird. Sorge über mehrere Mahlzeiten hinweg für eine Lebensmittelvielfalt, aber auch die sollte nicht so groß werden, dass dir der organisatorische Aufwand über den Kopf wächst. Variiere weiterhin die Zubereitungsmethoden, ohne daraus eine Wissenschaft zu machen.

Doch keine Sorge, es hört sich viel komplizierter an, als es eigentlich ist! In der praktischen Umsetzung wird es dir sehr leicht fallen, wenn du einfach nur darauf achtest, für Abwechslung zu sorgen. Es gibt keine Tricks und keine Faustregeln, sondern nur eine vollkommen individuelle Balance, die sich ganz von selbst einstellt, wenn du beginnst, dieses Prinzip anzuwenden. Die Möglichkeit dazu bietet dir die Richtlinie des Vorratskochens, zu der wir noch kommen werden.

Hauptmahlzeiten, Snacks, Workout-Ernährung

Eine ausgewogene Ernährung besteht aus drei täglichen Hauptmahlzeiten. Es ist ein klassisches Schema, das hierzulande ohnehin die allermeisten Menschen bereits anwenden: Frühstück, Mittag, Abendessen. Es gibt keine überzeugenden Argumente dafür, an diesem praktisch längst etablierten Schema zu rütteln. Entscheidend ist, dass wir das „Snacken" unter Kontrolle bekommen, denn viele Menschen sind auch zwischen den Hauptmahlzeiten immer wieder dabei, kleine Snacks zu verzehren. Ein Schokoriegel hier, ein paar Kekse da und schon summieren sich hunderte Kalorien auf.

Deshalb gilt: Erlaubt sind an Pausentagen (keine Trainingseinheit) nur zwei Snacks zwischendurch, einer am Vormittag und einer am Nachmittag. Diese Snacks können aus Resten der Hauptmahlzeiten, Obst, rohem Gemüse sowie Nüssen, Samen und Kernen bestehen. **Gerade**

wenn du unterwegs bist, rate ich dir dazu, immer ein paar Nüsse sowie rohes Gemüse, eine Karotte, Paprika oder Ähnliches dabeizuhaben, falls du eine Heißhungerattacke bekommst. Dadurch beugst du der Gefahr vor, immer wieder am Imbiss zu landen.

An Trainingstagen ist noch eine weitere Zwischenmahlzeit erlaubt, nämlich unmittelbar nach einem Workout. Nach dem Training ist es nämlich wichtig, die Kohlenhydratspeicher der Muskeln aufzufüllen und dem Körper Nährstoffe zur Regeneration zur Verfügung zu stellen. Dafür reicht eine Banane sowie ein halber Liter Milch. Wer möchte, kann sich daraus auch einen Smoothie machen und diesen nach Wunsch durch weitere Obstsorten ergänzen. Auch möglich ist zu dieser Zeit die Verwendung eines Eiweiß-Pulvers, für diejenigen, die sich Nahrungsergänzungsmittel besorgen wollen. Das bringt keine gigantischen Vorteile, aber soweit durch Studien- und Erfahrungslage beurteilbar, scheint ein guter Eiweißshake nach dem Training nicht zu schaden und aufgrund des biologisch wertvollen Proteins die Regeneration zu unterstützen.

Ansonsten gilt es darauf zu achten, nicht zu kurz vor dem Workout größere Mengen an Nahrung aufzunehmen. Denn wie du mittlerweile weißt, kostet das Verdauen von Nahrung zunächst Energie, die wir besser in das Workout investieren sollten. Eine größere Mahlzeit unmittelbar vor dem Training kann nicht nur deine Leistungsfähigkeit hemmen, sondern auch zu Bauchschmerzen und Übelkeit führen. Auch hier reicht es vollkommen, sich auf den gesunden Menschenverstand zu verlassen.

Eigenständig, auf Vorrat und intuitiv kochen

Du kannst die drei grundlegenden Ernährungsprinzipien nur dann sinnvoll umsetzen, wenn du es dir angewöhnst, deine Mahlzeiten möglichst häufig selbst zuzubereiten. Selbstständig zu kochen ist eine Grundvoraussetzung für eine gesunde Ernährung, weil du nur dann wirklich die Kontrolle über die Gestaltung deiner Mahlzeiten hast und sicherstellen kannst, dass sie die grundlegenden Prinzipien erfüllen.

Allerdings ist kaum jemand bereit oder überhaupt in der Lage, mehrere Stunden am Tag in der Küche zu stehen. Jede einzelne Mahlzeit selbst zuzubereiten, kann einen hohen Aufwand bedeuten. Doch den können wir minimieren, indem wir alle Mahlzeiten auf einmal zubereiten. Beim Kochen gibt es normalerweise reichlich Leerlaufphasen, wenn zum Beispiel der Garvorgang abgewartet werden muss. Dadurch wird viel Zeit verschwendet, die zum Beispiel dafür genutzt werden kann, eine weitere Mahlzeit zuzubereiten. So kocht man auf **Vorrat**, spart insgesamt viel Zeit und hat stets eine gute Mahlzeit parat, wenn der Hunger zuschlägt.

Bei der Mahlzeitenzubereitung ist die gängige Methode das Zurückgreifen auf Rezepte. Diese Methode funktioniert, vor allem wenn man genügend einfache, zeitsparende Rezepte zur Verfügung hat. Doch sie ist nicht für jeden geeignet, schon allein weil stets dafür gesorgt werden muss, die nötigen Zutaten griffbereit zu haben. Kochen nach Anleitung bedeutet einen größeren organisatorischen und letztlich auch zeitlichen Aufwand. Deshalb funktioniert es für viele Menschen langfristig besser, *intuitiv zu kochen*. Dabei stellst du die Mahlzeiten *un*geplant nach den genannten Prinzipien und unter Berücksichtigung der vorhandenen Zutaten zusammen.

Die Umsetzung ist denkbar einfach: Besorge bei jedem Einkauf einige Lebensmittel aus allen vier Kategorien. Welche genau, kannst du frei entscheiden und ruhig variieren – die intuitive Mahlzeitenzubereitung räumt uns reichlich Platz zur Variation ein. Der Einkauf könnte folgendermaßen aussehen:

Mikronährstoffe	Proteine	Energie	Hybridform
Blumenkohl	Seelachsfilet	Kartoffeln	Eier
Brokkoli	Hähnchenbrustfilet	Süßkartoffeln	Käse
Kaisergemüse (TK)	Schweinefilet	Reis	Hackfleisch
Spinat (TK)	Rinderhüftsteaks	Kidney-Bohnen	Lachsfilet
Erbsen (TK)	Thunfischfilet		Nussmischung
Diverses Salatgemüse			
Äpfel			
Bananen			

Anstatt nach Rezept zu kochen, bereitest du einmal am Tag ein paar Lebensmittel aus den jeweiligen Gruppen unabhängig voneinander zu, sodass sie ungefähr für einen Tag ausreichen. Beispielsweise könntest du ein bisschen Brokkoli und Spinat kochen, ein paar Rinderhüftsteaks und Hähnchenbrustfilets braten sowie eine energiereiche Beilage wie Kartoffeln oder Reis zubereiten. Nun kannst du bei jeder Hauptmahlzeit intuitiv jeweilige Vertreter auswählen. Zum Beispiel könntest du morgens Kartoffeln mit Hähnchenbrustfilets und Brokkoli in ausgewogener Mischung auf den Teller legen, mittags Reis mit Spinat und Rinderfilet kombinieren.

Das sind natürlich frei gewählte Beispiele, die dir lediglich das Prinzip veranschaulichen sollen: Kaufe einige Vertreter aus jeder der Lebensmittelkategorien und bereite einmal am Tag, am besten morgens oder abends, einige davon zu, die du dann frei „nach Schnauze" kombinierst. Auf diese Weise sorgst du für Abwechslung und kannst auf die Produkte zurückgreifen, die vorhanden sind, statt dir die Mühe machen zu müssen, immer wieder alle Zutaten für spezielle Rezepte besorgen zu müssen. Eine massive Vereinfachung! Ich bin mir allerdings sicher, dass dir ein Problem bei dieser von mir empfohlenen Methode aufgefallen ist: Der Geschmack.

Bei einem Rezept sind die Zutaten gut aufeinander abgestimmt, während ein Hähnchenbrustfilet mit Kartoffeln und Brokkoli nur selten die Herzen höherschlagen lässt. Sicher kann man hier mit den richtigen Gewürzen einiges bewirken, doch gerade in der Anfangszeit bliebe oftmals ein fader Beigeschmack, der alles andere als motivierend wirkt. In jedem Menschen steckt auch ein Genießer und den können wir nicht ignorieren.

Doch jetzt kommt der Clou: **Um die intuitiv zusammengewürfelten, ausgewogenen Mahlzeiten geschmacklich aufzupeppen, gehört eine gute Sauce dazu**. Mit einer leckeren Sauce kann jede naturbelassene Mahlzeit geschmacklich massiv aufgewertet werden. Das größte Problem bei naturbelassenen Mahlzeiten, die nach dem einfachen Schema des intuitiven Kochens zubereitet werden, ist nämlich der „trockene" Geschmack. Mit einer guten Sauce lässt sich dieses Problem eliminieren und solange nicht übermäßig viel Sauce verwendet wird, bleibt die

Mahlzeit vollkommen konform mit den grundlegenden Ernährungsprinzipien. Als Einstiegshilfe habe ich für dich fünf leckere und sehr einfache Saucenrezepte erstellt, die du in der Online-Sektion jederzeit einsehen kannst.

Wähle einfach jeden Tag ein bis zwei dieser Saucen aus und bereite sie mit den anderen Lebensmitteln zu. Ein Saucenrezept reicht für zwei Hauptmahlzeiten. Selbstverständlich kannst du dir gerne auch eigene Rezepte für Saucen erstellen. Entscheidend ist nur, dass gute Saucen das Schlüsselelement des ansonsten intuitiven Kochens sind, um die Geschmackskomponente in die Gleichung einzubeziehen und dadurch langfristig motiviert bleiben zu können.

Das intuitive Kochen bietet den Vorteil, dass es den organisatorischen und zeitlichen Aufwand drastisch reduziert. Wenn du dich einmal am Tag für 30-60 Minuten in die Küche stellst und kochst, kannst du dich mithilfe dieser Methode sehr gesund ernähren, ohne dir gleichzeitig ständig Gedanken darüber über Mahlzeitenzubereitung und das organisatorische Drumherum machen zu müssen. Zudem lässt sich diese Form des Kochens leichter als Routine in den Alltag integrieren. Anfangs wird es für dich zwar in jedem Fall eine Umstellung sein, deine Mahlzeiten selbstständig zuzubereiten. Doch wenn du dich gesund ernähren willst, führt kein Weg daran vorbei und mit dem Intuitiven Kochen hast du nun eine Methode zur Hand, die unglaublich praxistauglich ist.

Wer Spaß am Kochen hat, kann natürlich auch die Methode des Rezepte-Kochens verwenden. In diesem Fall empfehle ich dir, einige einfache Rezepte für 2-3 Tage herauszusuchen und diese dann *zyklisch* zuzubereiten. Gerade in der Anfangszeit ist es nämlich von fundamentaler Wichtigkeit, so schnell wie möglich eine Routine in die Mahlzeitenzubereitung zu bekommen und den organisatorischen Aufwand möglichst gering zu halten. Wer jeden Tag in der Woche bei jeder Mahlzeit ein anderes Rezept zubereiten möchte, kann durch den hohen Aufwand leicht überfordert werden.

Ausreichende Wasserversorgung sicherstellen

Die größte Schwierigkeit bei der Wasserversorgung des Körpers stellt der stressige Alltag dar. Es gibt schlicht so viele Ablenkungen, dass leichte Durstgefühle schnell untergehen und das Trinken „vergessen" wird. Sobald der Durst deutlich spürbar einsetzt, ist der Körper auch schon leicht dehydriert. Dem gilt es vorzubeugen und das kann nur funktionieren, wenn du Routine darin gewinnst, auf deine Wasserversorgung zu achten.

Damit du jeden Tag ausreichend Wasser zu dir nimmst, kannst du einen ganz einfachen Trick anwenden: Stelle dir morgens zwei 1,5 Liter Wasserflaschen heraus und sorge dafür, dass sie abends leer sind. Auf diese Weise wird die getrunkene Menge *messbar* und du behältst leicht den Überblick.

Dem Heißhunger widerstehen

Wir haben zu diesem Thema bereits besprochen, wie wichtig es ist, unterwegs nährstoffreiche Snacks wie rohes Gemüse und Nüsse dabeizuhaben. Wenn der Heißhunger zuschlägt, sind dann stets gesündere Alternativen zum Fast-Food vom nächsten Imbiss griffbereit. Doch auch beim Heißhunger ist der stressige Alltag ein Problem, denn durch ihn nehmen wir die Signale natürlicher Bedürfnisse wie Hunger oder Durst manchmal nicht richtig wahr, sodass es zu verzerrenden Überlagerungen kommen kann. So glaubt man schnell, Hunger zu haben, obwohl der Körper eigentlich Durst hat. Diese beiden Signale ähneln sich und werden daher in stressigen Situationen leicht verwechselt. Wenn also der Heißhunger einsetzt, ist es eine gute Idee, zunächst einen großen Schluck Wasser zu trinken, weil hinter dem vermeintlichen Hunger auch Durst stecken könnte.

Wasser und nährstoffreiche Snacks sind also die beiden wichtigsten Waffen, um angemessen auf Heißhunger zu reagieren. Für eine schlanke Figur sind genau solche kleinen, praktischen Kniffe auf Dauer sehr wichtig, um ein gesünderes Essverhalten anzunehmen.

7.6 Integration

Die Integration der Ernährungsrichtlinien in den athletischen Alltag ist ein Balanceakt. Denn einerseits ist die Ernährung für unseren bewegungsreichen Lebensstil, die Leistung beim Training und die Entwicklung des Körpers wichtig. Andererseits können zu viele Veränderungen zur selben Zeit das System zum Einsturz bringen.

Die Priorität der ersten Wochen, das haben wir bereits besprochen, liegt beim Lebensstil und zunehmend auch beim Einsteiger-Trainingsplan. In dieser Phase wird die Ernährung deshalb keine Rolle spielen. Einzig dein Trinkverhalten rate ich dir schon mit der ersten Woche anzupassen. Das stellt nämlich für die meisten Menschen keine nennenswerte zusätzliche „Belastung" darstellt. Beginne also parallel mit dem aktiveren Lebensstil und dem Trainingsprogramm damit, täglich drei Liter Wasser zu trinken.

Weitere Ernährungsanpassungen bieten sich ab der siebten Woche des Trainingsprogrammes an, in der die aktive Regeneration auf dem Plan steht.

Wie du dabei vorgehen kannst? Grundsätzlich ist das natürlich ein sehr individueller Prozess, bei dem nur du das Tempo bestimmen kannst. Als ersten Schritt empfehle ich dir jedoch damit zu beginnen, Mahlzeiten selbst zu kochen. Entweder du kochst direkt alle Mahlzeiten für einen Tag auf Vorrat selbst, oder du beginnst mit einer einzigen Mahlzeit pro Tag. Ob Frühstück, Mittag oder Abendessen, spielt keine Rolle. Suche dir eine Mahlzeit und bereite sie ausnahmslos jeden Tag selbst zu. Was du kochst, ist grundsätzlich auch erstmal egal, solange es kein Fertigessen ist. Nach ein bis zwei Wochen kannst du dir dann eine weitere Mahlzeit vornehmen und nach weiteren 1-2 Wochen schließlich auch die dritte Mahlzeit des Tages selbstständig zubereiten.

Sobald du den Punkt erreicht hast, an dem du dir deine Mahlzeiten nahezu vollständig – am Wochenende sind gelegentliche Ausnahmen kein Problem – selbst zubereitest, kannst du damit beginnen, die Prinzipien der Naturbelassenheit, Ausgewogenheit und Vielfalt umzusetzen. Diese drei gehören letztlich zusammen und können deshalb parallel entsprechend der bereits besprochenen Richtlinien umgesetzt werden.

Als letzten Schritt gilt es sicherzustellen, stets gesunde Snacks als Zwischenmahlzeit griffbereit zu haben, wenn du unterwegs bist.

Du kennst nun die Grundsätze einer gesunden Ernährungsweise und hast eine Reihe von Anregungen bekommen, diese praktisch umzusetzen. Doch vielleicht reicht dir das nicht. Vielleicht wartest du auf einen genauen Ernährungsplan, auf eine präzise Anleitung, die jedes Detail der praktischen Umsetzung vorgibt. Ich kenne und verstehe diesen Wunsch, denn es ist auf dem ersten Blick leichter, ein Schema F abzuarbeiten, als sich selbst Gedanken zu machen. Die Sache ist nur die: Ich kenne *keinen einzigen Me*nschen, der einen genauen Ernährungsplan *langfristig* umgesetzt hat. Ist es nicht verrückt, dass immer wieder Ernährungspläne erstellt werden, an die sich letztlich niemand wirklich halten kann? Das Leben verläuft nicht linear. Das Leben lässt sich nicht planen. Es ist schon eine gewisse Schwierigkeit, einen Trainingsplan langfristig umzusetzen. Doch dabei geht es um maximal eine Trainingseinheit am Tag, in der Regel nur 3-5 Einheiten in der Woche. Die Ernährung erstreckt sich jedoch auf den gesamten Tag, auf drei Hauptmahlzeiten und für gewöhnlich auch 1-2 Zwischenmahlzeiten. Wir müssen uns von dem Gedanken verabschieden, diese exakt planen zu können. **Das funktioniert nicht!** Mit dem *Nachhaltig Schlank* Ansatz wollen wir dauerhafte Erfolge und keine Kurzzeitlösungen. Deshalb ist dieses Ernährungskapitel auf genau die Informationen beschränkt, die wirklich notwendig sind, um sich gesünder zu ernähren. Deshalb sind die Strategien für die praktische Umsetzung von der Intuition geprägt. Intuitives Kochen und kleinere Tricks, welche die Umsetzung der wesentlichen Ernährungsprinzipien sicherstellen, sind die Schlüsselelemente, um die Ernährung nachhaltig optimieren zu können.

Denke bei der Ernährungsanpassung immer daran: Du allein bestimmst *in jeder Hinsicht* das Tempo. Die Ernährungsanpassung auf ein für *dich* praktikables Niveau kann nach wenigen Wochen oder auch erst nach einigen Monaten abgeschlossen sein. Mach dich nicht verrückt, indem du dich selbst allzu sehr unter Druck setzt. Die Ernährung *reift* mit der Mentalität, mit dem Lebensstil, mit dem Trainingsfortschritt. Gib der Sache Zeit, natürlich zu wachsen und sich zu entfalten. Das heißt auch: Du musst nicht jedes Detail sofort verstehen. Tatsächlich ist speziell die Detailversessenheit eine Ursache dafür, mit der Ernährung überfordert zu sein und aufzugeben. Auch wenn auf dem ersten Blick einige Fragen offenbleiben mögen, wirst du schnell feststellen: Wenn du einfach damit beginnst, schrittweise die eine oder andere Anregung umzusetzen, ergibt sich der Rest ganz von selbst.

7.7 Häufig gestellte Fragen

Ich würde gerne meine Ernährung umstellen, doch ich schaffe es einfach nicht, die Richtlinien in meinem stressigen Alltag umzusetzen. Gibt es nicht einen einfacheren Weg?

Ich könnte jetzt über Stressreduktion und Konzentration auf das Wesentliche schwadronieren, doch ich nehme an, damit würde ich dir nichts Neues verraten. In den letzten Jahren habe ich zunehmend erkannt, dass viele Menschen mit ihrem Alltag gelegentlich überfordert sein können und dadurch dem herrlich unkomplizierten Fast-Food verfallen. Es ist nicht nur eine Frage von Zeit, sondern auch von mentaler Energie. Man will sich nicht ständig über gesunde Ernährung den Kopf zerbrechen müssen, wo man doch schon beruflich und unter Umständen familiär ausgelastet genug ist. Deshalb fällt eine nachhaltige Ernährungsumstellung so schwer, denn selbst wenn die Richtlinien noch so einfach sind, werden sie immer eine gewisse Anstrengung und Aufmerksamkeit erfordern. Glücklicherweise gibt es eine denkbar einfache *Starthilfe*, die in genau dieser Situation enorm hilfreich sein kann. Ich bezeichne sie gerne als *die einfachste Diät aller Zeiten*. Denn es ist die einzige Diät, bei der du tatsächlich keine einzige Ernährungsrichtlinie an die Hand bekommst. Du musst also an deinem Ernährungsverhalten gar nichts gezielt ändern, sondern nur eine einzige Sache tun: **Notiere dir jeden Abend in einem kleinen Notizbuch, was du an diesem Tag gegessen hast und schaue dir am Ende einer Woche noch einmal die Notizen der vergangenen sieben Tage an.** Das ist alles. *Die einfachste Diät aller Zeiten* – und sie funktioniert!

Eines der größten Probleme beim Ernährungsverhalten der meisten Menschen ist nämlich die Tatsache, dass es an Bewusstheit darüber mangelt, was *über mehrere Mahlzeiten hinweg* verzehrt wird. Es fehlt der Überblick. Im Fokus liegt oft nur die nächste Mahlzeit und unter diesem Gesichtspunkt ist jede Süßigkeit nur eine Ausnahme. Was schadet schon ein kleiner Schokoriegel, ein paar Chips, ein Eis oder ein Stück Kuchen? Eine Pizza, ein Burger, ein Hot-Dog oder eine Currywurst? Für sich genommen schadet nichts davon. Die Probleme entstehen erst, wenn sie aufsummiert werden. Doch wenn uns nicht bewusst ist, was wir über mehrere Tage hinweg verzehrt haben, dann erscheinen uns Fast-Food und Süßigkeiten stets als Ausnahmen. Frei nach dem Motto: „Man gönnt sich ja sonst nichts!"

Deshalb gilt es den Überblick zu gewinnen und Bewusstheit darüber zu erlangen, was genau du wirklich isst. Denn nur auf dieser Grundlage kannst du smarte Entscheidungen hinsichtlich der Mahlzeitenzusammensetzung treffen.

Diese simple Methode funktioniert, weil jeder Mensch in seinem Unterbewusstsein Lebensmittel längst in „tut mir gut" und „für Figur und Gesundheit bedenklich" kategorisiert hat. Das ist eine Tatsache. Wenn ich verschiedene Lebensmittel gegenüberstelle, beispielsweise „Chips vs. Apfel", „Hähnchenbrust vs. Bockwurst", „Mischgemüse vs. Pommes", dann wird jeder Mensch sofort erkennen, welche Lebensmittel davon für den Körper gesünder sind. Das Problem bei der Ernährung ist oftmals *nicht* Unwissenheit, sondern ein zur Gewohnheit geworderes Fehlverhalten. Wir essen nicht das, von dem wir wissen, dass es uns guttut. Es ist also kein *Wissens-* sondern ein *Verhaltens*problem! Diesen Umstand empfehle ich dir stets im Bewusstsein zu behalten, denn er ist entscheidend, um sich nachhaltig gesünder ernähren zu können. Falls du dich gefragt hast, warum das Ernährungskapitel dieses Buches kompakt statt ausschweifend ist, wo doch jedes Kind weiß, wie wichtig die Ernährung ist, kennst du nun die Antwort: Sich mit Unmengen an ernährungstheoretischen Details vollzustopfen bringt wenig, wenn das eigentliche Problem darin besteht, dass wir nicht entsprechend unseres schon vorhandenen Wissens handeln. Anders gesagt: Es geht nicht darum, jedes Detail zu *wissen*, sondern wesentliche Prinzipien *umzusetzen*. Da draußen gibt es schon mehr als genügend Menschen, die zum Thema Ernährung Referate halten und Bücher schreiben könnten, sich in der Praxis aber trotzdem immer wieder mit Fast-Food und Süßigkeiten vollstopfen. Doch wir wollen keine wandelnden Lexika sein, sondern positive Veränderungen bewirken und das bedeutet: Unser Ernährungsverhalten nachhaltig zu verbessern.

Ein erster, wichtiger Schritt auf diesem Weg kann es sein, zunächst einmal den durch die empfohlenen Notizen den Überblick zu gewinnen. Dann können wir die bereits angesprochene intuitive Einteilung der Lebensmittel nutzen, um mit minimalem Aufwand nachhaltig positive Veränderungen in unserem Ernährungsverhalten zu bewirken. Wenn du den Überblick gewinnst, wirst du dadurch deine Ernährung instinktiv bewerten können. Zugleich siehst du sofort Verbesserungsmöglichkeiten. Braucht es wirklich das Dessert in der Kantine? Snackst du zu viel? Ist die Qualität der von dir verzehrten Lebensmittel im Großen und Ganzen akzeptabel? Greifst du zu häufig auf Mikrowellengerichte zurück, statt selber zu kochen? All das kannst du sofort erkennen, wenn du einen Überblick gewinnst.

Wichtig: *Es geht nicht um Perfektion.* Es reicht also vollkommen aus, wenn du dir nur grobe Notizen machst. Du brauchst an dieser Stelle keine Kalorien zählen und auch keine genauen Mengen angeben. Es ist ausreichend, den Namen des Lebensmittels, eine grobe Mengeneinschätzung und den ungefähren Zeitraum zu notieren. Kleines Beispiel:

> **Frühstück:** Dunkles Brötchen mit Wurst und Käse, dazu ein Glas Orangensaft
>
> **Mittag:** Lasagne, als Nachtisch einen Pudding
>
> **Nachmittagssnack:** 1 Hot-Dog
>
> **Abendessen:** Großer Salat mit Thunfisch
>
> **Später am Abend:** Eine Tafel Schokolade

Das Beispiel ist natürlich frei erfunden, um dir zu zeigen, wie das Prinzip der Notizen funktioniert. Doch bestimmt erkennst du sofort Verbesserungsmöglichkeiten, oder? Das ist der Sinn der Sache.

Sobald du es dir angewöhnst, die von dir verzehrten Lebensmittel einmal am Tag zu notieren, wirst du dich automatisch *bewusster ernähren*. Dadurch wirst du künftig *instinktiv* gesündere Entscheidungen bei der Wahl der Lebensmittel treffen.

Die einfachste Diät aller Zeiten ist also ein erster Schritt für ein gesünderes Ernährungsverhalten und später wirst du darauf aufbauen können. Denn wenn du erste positive Veränderungen in deinem Körper spürst und merkst, dass eine gesündere Ernährung gar nicht so kompliziert ist, wirst du deutlich motivierter sein, gezieltere Schritte zu unternehmen.

Ich habe alles versucht und komme trotzdem nicht vom Süßkram los. Wenn ich durch den Supermarkt laufe, schaffe ich es einfach nicht, der Verlockung zu widerstehen. Wie kann ich mein Verlangen danach endlich in den Griff bekommen?

Die Kombination aus Zucker, Fett und Salz aktiviert das Belohnungszentrum im Gehirn mit der Folge, dass eine regelrechte Sucht nach entsprechenden Produkten entstehen kann. Manche Menschen sind dafür stärker anfällig als andere, oftmals bedingt durch frühkindliche Prägungen. Für diejenigen, die nicht von Junk-Food und Süßigkeiten loskommen, habe ich vor einiger Zeit eine besondere Herausforderung entwickelt, die seitdem schon in zahlreichen Fällen erfolgreich angewendet wurde. Ich nenne sie die *Oreo-Keks-Challenge*.

Bei dieser Challenge gilt es einen Monat lang auf jede Form von Junk-Food und Süßigkeiten zu verzichten, mit einer entscheidenden Ausnahme: Jeden Tag *musst* du ein Stück deiner liebsten Süßigkeit verzehren. Bei mir persönlich waren das Oreo Kekse. Ob es für dich eine besondere Tafel Schokolade, Erdnussflips, Eiscreme oder Kuchen ist, spielt keine Rolle. Verzehre jeden Tag ein Stück oder Löffel deines Lieblingsproduktes – nicht mehr, nicht weniger.

Das ist der Wirkungsmechanismus dahinter: Du fütterst dich jeden Tag ein bisschen an und steigerst dein Verlangen auf diese Weise zumindest kurzzeitig. Irgendwann während der Challenge erreichst du dann einen Punkt, an dem dir genau zwei Möglichkeiten bleiben: Entweder du brichst die lediglich vier Wochen andauernde Challenge ab und haust dir sämtliches Chemie-Futter rein, das du in die Finger bekommst, oder du lernst dich mit deinem Verlangen zu arrangieren und es verliert seine Anziehungskraft.

Wenn du im Gegensatz dazu vier Wochen *komplett* darauf verzichten würdest, hättest du permanent im Hinterkopf, dass die Challenge bald vorbei sei und könntest so dein Verlangen zügeln, ehe du nach den vier Wochen wieder in alte Gewohnheiten zurückfällst. Doch durch die künstliche Steigerung des Verlangens und der Tatsache, dass du jeden Tag die Fähigkeit trainierst, „Nein" zur Verlockung zu sagen, erzwingen wir eine Entscheidung, die meist zugunsten des gesünderen Ernährungsverhaltens ausfällt. Du erhältst mit dieser Vorgehensweise die Möglichkeit, von selbst das Interesse zu verlieren, wenn du dranbleibst und nicht frühzeitig aufgibst.

Stelle dir das Szenario einmal vor: Jeden Tag hast du eine ganze Verpackung deiner Lieblingsspeise vor Augen und darfst trotzdem nur ein Stück davon verzehren. Es verlangt dich nach mehr, doch „mehr" stellt im Rahmen der Challenge keine Option dar. Aufgrund der großen, unerfüllbaren Verlockung wirst du deine Lieblingsspeise nicht genießen können und damit beginnen, sie mit den folgerichtig auftretenden negativen Gefühlen zu assoziieren. Das nimmt ihr den Reiz und kann dazu führen, dass du dein Interesse verlierst.

Diese Methode ist eine Alternative für diejenigen, die es nicht schaffen, die große Anziehungskraft von Junk-Food zu überwinden. Das Ziel besteht jedoch nicht darin, fortwährend komplett darauf zu verzichten. Vielmehr geht es darum, dich von der „Sucht" zu befreien und dadurch in die Lage zu versetzen, ein gesundes Verhältnis aus naturbelassenen Lebens- und schmackhaften Genussmitteln zu bewahren. Wenn dir das bisher nicht gelingen wollte, hast du nun eine Alternative zur Hand, die bereits für viele Menschen funktioniert hat.

Ich möchte gerne Nahrungsergänzungsmittel nehmen, um meine Entwicklung zu beschleunigen. Welche Produkte können mir dabei helfen?

Sogenannte Supplemente sind angesagter denn je, doch das liegt weniger an der Wirksamkeit der Produkte selbst als vielmehr am effektiven Marketing. Die Supplemente-Industrie hat mittlerweile einen sehr großen Einfluss auf den Sport. Viele Magazine finanzieren sich zum Teil durch großflächige Werbung für Nahrungsergänzungsmittel und auch Profi-Sportler werden zumeist von entsprechenden Herstellern gesponsert. Die Folge ist ein vollkommen überdimensionaler Hype um angebliche Wundermittel, die zwar eine Menge kosten, aber kaum wirken.

Gleichwohl gibt es Supplemente, die tatsächlich positive Auswirkungen haben können. Gute Whey- oder Mehrkomponenten-Proteinpulver können nach dem Training eine nützliche Eiweißquelle darstellen. Auch die Wirkung von Creatin auf Leistungsfähigkeit und Regeneration ist vielfach bewiesen. Darüber hinaus können Fischöl und Vitamin D hilfreiche Ergänzungen sein. Fischöl für diejenigen, die sonst keinen oder nur wenig fettreichen Fisch verzehren und Vitamin D im Winter, wenn die Haut nur wenig Sonnenlicht abbekommt.

Grundsätzlich gäbe es mit BCAAs, Glutamin und Beta-Alanin weitere Nahrungsergänzungsmittel, die positive Auswirkungen haben können. Doch sollten wir uns immer wieder auf das oberste Gebot einer gesunden Ernährung besinnen: Ernähre dich so naturbelassen wie möglich. Nahrungsergänzungsmittel fallen definitiv nicht in diese Kategorie. Die langfristigen Auswirkungen einer übermäßigen Supplemente-Zufuhr lassen sich nur sehr schwer überblicken und davon abgesehen gibt es auch schlicht keinen guten Grund dafür, sich damit vollzustopfen, weil der Wirkungsgrad dieser Präparate nur gering ist.

Sie werden als Wundermittel für einen schönen, starken Körper gepriesen, doch die wahren Hebel für deine Entwicklung liegen in der Mentalität, im Lebensstil, beim Training und in der normalen Ernährung. Weder können Nahrungsergänzungsmittel eines davon kompensieren, noch können sie deine Fortschritte großartig „beschleunigen". Unter keinen Umständen sind Supplemente Bedingung für einen schönen, fitten und gesunden Körper. Dieses Bild wird nämlich in den letzten Jahren immer stärker versucht zu zeichnen, doch es ist nichts als Marketing. Solange du kein Hochleistungssportler bist, wird dich der Verzicht auf Nahrungsergänzungsmitteln in keinem spürbaren Maße abbremsen.

Generell machen sich eine Menge Athleten viel zu viele Gedanken über die korrekte „Workout-Nutrition". Ich hatte schon Kandidaten zu tun, die sich mit Pre-Workout-Boostern aufputschen, zwischendurch Energy-Gels lutschen, Intra-Workout-Booster trinken und sich keine Minute nach dem Workout panikartig Protein-Shakes und Maltodextrin einverleiben, um bloß keine Sekunde vom wertvollen Post-Workout-Fenster zu vergeuden. Sie nehmen 1000 Kalorien auf, um ein Workout zu bewerkstelligen, bei dem sie vielleicht 300 Kalorien verbrennen. Das ist verrückt! **Es ist nur ein Workout, nicht der Start einer Rakete!**

Hierbei handelt es sich nicht nur um eine Geldverschwendung und einen fragwürdigen Umgang mit der eigenen Gesundheit, sondern auch um eine Überdramatisierung des angeblich optimalen Nährstoffbedarfes des Körpers beim Training. Das führt mit der Zeit dazu, dass der Körper sich daran gewöhnt, unter genau diesen Umständen – und nur unter diesen Umständen – Leistung zu erbringen. Wenn dann irgendetwas dazwischenkommt, die Supplemente-Routine im Alltagsdurcheinander unterbrochen wird, sind Körper und Geist nicht mehr in der Lage, ihre gewohnte Trainingsleistung zu erbringen.

Lass' uns nicht drum herumreden: Statt dich um eine High-end-Profi-Supplemente-Routine zu bemühen, solltest du dich besser darauf konzentrieren, regelmäßig zu trainieren und dich vernünftig zu ernähren. Wenn du das nicht glauben willst, rate ich dir dringend dazu, die nächste Baustelle zu besuchen und die Jungs dort zu fragen, welchen Intra-Workout-Booster sie verwenden. Kurzum: Dein Körper ist auch ohne „perfekte" Präparation durch Supplemente in der Lage, seine Leistung zu erbringen.

Wenn du dennoch Nahrungsergänzungsmittel nehmen möchtest, ist es empfehlenswert, dich auf wenige Basis-Produkte zu beschränken. Erwarte jedoch nicht zu viel ihnen. Sie können den Weg nicht vereinfachen. Hinterfrage unbedingt stets deine Motivation dahinter, Supplemente zu nehmen. Denn viele Athleten nehmen sie tatsächlich nur aus diesem Grund: Sie suchen nach einer Abkürzung, nach einem einfachen Weg zum Traumkörper. Doch das hat noch nie funktioniert und wird auch nicht funktionieren. Ein fitter, gesunder, schöner Körper erfordert Mühe. Damit dürfen wir uns anfreunden.

Wenn du dich also dazu entschließt, Supplemente zu konsumieren, dann achte darauf, nicht in diese Mentalitätsfalle zu tappen. Unter diesen Umständen können dich folgende Produkte unterstützen:

- 30 g Whey- oder Mehrkomponenten-Protein nach dem Training, um dem Körper für die Regeneration hochwertige Eiweiße zur Verfügung zu stellen.
- Im Winter 1000 IE Vitamin D pro Tag (bis zu 2000 IE gelten gemeinhin als unbedenklich), wenn die Haut nur sehr selten mit Sonnenlicht in Kontakt kommt und dadurch der Körper das nötige Vitamin D nicht selber produzieren kann.
- Bis zu 1 Fischölkapsel am Tag, wenn du nur selten fettreichen Fisch isst – wobei der vollständige Fisch dem Ergänzungsmittel natürlich in jedem Fall vorzuziehen ist.
- 3-5 g Creatin für fortgeschrittene, muskulöse Athleten zur Unterstützung der Regeneration und Leistungsfähigkeit. Für Trainingsanfänger ist eine Creatinsupplementierung

unnötig, weil Creatin in den Muskeln gespeichert und vom Körper selbst produziert wird. Erst, wenn du größere Mengen an Muskelmasse aufgebaut hast, können die körpereigene Produktion sowie das über Nahrung zugeführte Creatin die Muskelspeicher nicht mehr vollständig sättigen, sodass dann eine Supplementierung helfen kann.

Da der Fettabbau ein zentrales Thema dieses Buches ist, möchte ich an dieser Stelle klarstellen, dass besonders sogenannte *Fatburner* meist nur herausgeworfenes Geld sind. Produkte wie CLA, L-Carnitin oder das angebliche Wunderextrakt irgendeiner fernöstlichen Superpflanze werden dir keinen schlanken Körper verschaffen. Im Zuge der *Health Claims Verordnung* der EU, die Verbraucher vor falschen Versprechungen hinsichtlich Gesundheit und Fitness schützen soll, wurden einige dieser Fatburner untersucht, wobei in den allermeisten Fällen keine nennenswerten fettverbrennenden Eigenschaften festgestellt werden konnten. Seitdem dürfen die Hersteller der meisten Produkte auch nicht mehr mit derartigen Versprechungen werben, sondern müssen um die Kernaussage „Dieses Produkt verstärkt die Fettverbrennung" herumschwadronieren, um nicht rechtlich belangt zu werden. Tatsächlich wirkende Fatburner sind zumeist gesundheitlich bedenklich und daher in der Regel verboten.

Kann ich meine Wasserzufuhr nicht einfach entsprechend meines Durstgefühls regulieren?

Das Vertrauen in natürliche Instinkte ist zumeist vollkommen gerechtfertigt und daher ein weiser Weg. Doch beim Durst sollten wir umstandsbedingt eine Ausnahme machen.

Zunächst einmal ist dein Körper schon leicht dehydriert, wenn du Durst verspürst. Das wäre noch kein Problem, wenn du trinken würdest, sobald es deinem Körper nach Wasser verlangt, denn dann gäbe es kaum nennenswerte Leistungseinbußen. Der menschliche Körper ist rein evolutionär bedingt ohnehin sehr robust und tolerant gegenüber Mängeln, sodass ihn eine leichte Dehydration unter natürlichen Umständen nicht beeinträchtigen würde. Doch zwei Dinge sollten wir dabei berücksichtigen.

Erstens ist es ein großer Unterschied, ob du von Kindheit an körperlich aktiv und entsprechend der menschlichen Natur gelebt hast, an Nährstoff- und Wassermangelsituationen gewöhnt bist und damit umgehen kannst, oder ob du im „Überfluss" aufgewachsen bist und Wasser sowie Nahrung stets in ausreichender Menge verfügbar waren. Grundsätzlich könnte der menschliche Körper im leicht dehydrierten und auch ausgehungerten Zustand vollkommen leistungsfähig sein, doch das ist nicht nur eine Frage der Genetik, sondern auch der Gewöhnung. Viele Menschen sind es heutzutage nicht mehr gewöhnt, bei Dehydration oder mit leerem Magen körperliche Leistung zu erbringen. Die Lebensumstände sind heutzutage anders, körperliche Aktivitäten für viele Menschen generell Mangelware. Das zu ändern kann viel Kraft kosten, sodass es zur Überforderung führen kann, dies auch noch unter einer mangelhaften Flüssigkeitszufuhr zu versuchen. Deshalb ist es sinnvoll, mehr zu trinken, um sicherzustellen, im voll hydrierten Zustand trainieren zu können. Später, wenn wir an körperliche Aktivität und regelmäßiges Training gewöhnt sind, können wir uns immer noch darüber Gedanken machen, den Körper daran zu gewöhnen, auch ohne häufige Wasser- oder regelmäßige Nahrungszufuhr leistungsfähig zu sein.

Zweitens sind die Lebensbedingungen heutzutage auch dahingehend anders, dass wir viel mehr geistigen Stress erleben. Zwischen all den Terminen und To-Do-Listen finden körperliche Bedürfnisse manchmal gar nicht erst den Weg ins Bewusstsein. Anders gesagt: Manchmal sind wir so gestresst, dass wir gar nicht merken, dass wir Durst haben. Das spüren wir dann erst, wenn allmählich Kopfschmerzen, Schwindelgefühle, Konzentrationsprobleme oder Müdigkeit auftreten, auch wenn solche Symptome selten mit Dehydration in Verbindung gebracht werden.

Unter diesen Umständen ist es deshalb sinnvoll, bewusst regelmäßig und mehr zu trinken, damit die Wasserzufuhr nicht im Alltagsstress untergeht. Im Zweifelsfall kann ich dir nochmals empfehlen, es ganz einfach auszuprobieren und zu schauen, wie es dir damit ergeht, wenigstens drei Liter Wasser am Tag zu trinken.

7.8 Zusammenfassung

Trotzdem die Grundlagen einer gesunden Ernährung sehr simpel sind, kann schnell der Überblick verloren gehen. Deshalb möchte ich an dieser Stelle für dich die wesentlichen Punkte kurz und knackig zusammenfassen, damit du weißt, woran du dich zukünftig orientieren kannst.

Behalte die vier grundlegenden Prinzipien stets im Hinterkopf:

➢ Ernähre dich möglichst naturbelassen
➢ Ernähre dich abwechslungsreich
➢ Ernähre dich ausgewogen
➢ Trinke ausreichend Wasser

Für die praktische Umsetzung gibt es einfache Richtlinien:

➢ Schaue genau auf die Zutatenliste. Sie sollte möglichst nur einen einzigen Eintrag aufweisen.
➢ Koche auf Vorrat – wenigstens für einen Tag.
➢ Suche Dir gute, einfache Rezepte für drei Tage ODER
➢ Bereite jeden Tag einen *ausgewogenen* Mix aus *verschiedenen, möglichst naturbelassenen* Protein-, Energie- und Mikronährstoffquellen zu, die du mit 1-2 Saucen geschmacklich abrundest, und kombiniere sie *intuitiv*.
➢ Teile deinen Ernährungsalltag in drei Hauptmahlzeiten ein, die zu ungefähr gleichen Anteilen aus den Lebensmitteln der genannten Kategorien bestehen, und genehmige dir maximal zwei Snacks zwischendurch sowie einen weiteren Snack nach dem Training
➢ Halte für Snacks rohes Gemüse, Obst, Nüsse, Samen oder Kerne bereit, um dem Griff nach Fast-Food oder Schokoriegeln vorzubeugen.
➢ Nach dem Training bieten sich als Snack Milch, Bananen sowie andere Obstsorten an. Auch ein Eiweißshake kann nach Wunsch an dieser Stelle zum Einsatz kommen.
➢ Stelle dir jeden Tag zwei 1,5 Liter Flaschen Wasser heraus, um deine Flüssigkeitszufuhr messen zu können.
➢ Wenn Heißhunger einsetzt, trinke zuallererst einen großen Schluck Wasser.

Du siehst, eine gesunde, athletengerechte Ernährung ist keine Raketenwissenschaft. Doch so simpel es auch sein mag, so schwer kann die Umsetzung manchen Menschen fallen. Bevor du zehn Schritte vorweggreifst, ist es deshalb ratsam, dich wirklich auf die Umsetzung dieser Grundlagen zu konzentrieren. Selbstverständlich kannst du beispielsweise gelegentlich Süßigkeiten oder Fast-Food verzehren, an Fußballabenden ein Bier trinken und mit Freunden Restaurants besuchen. Für das soziale und emotionale Wohlbefinden kann das sehr wichtig sein. Aus ernährungsphysiologischer Sicht wird daraus erst ein Problem, wenn es überhandnimmt. Was „überhand" bedeutet? Nun, es gibt keine klare Grenze. Ebenso wie es keine „optimale Ernährung" gibt. Letztlich geht es darum, sich schlicht „so gesund wie möglich" zu ernähren.

Das heißt, du kannst für dich ein Maß finden, das eine langfristig funktionierende Balance aus Genuss und Gesundheit herstellt. Manch einer kommt bestens ohne jeden Süßkram aus. Manch anderer will unbedingt zumindest am Wochenende hin und wieder zugreifen können. Wie weit du gehst, kannst nur du selbst austesten und entscheiden.

Wichtig: Mit diesen Grundlagen allein verbrennen die meisten Menschen schon eine Menge Fett. Das ist eine logische Folge daraus, die Qualität der verzehrten Lebensmittel zu verbessern. Dadurch wird neben positiven Effekten auf Gesundheit und Hormonhaushalt automatisch die tägliche Kalorienzufuhr beschränkt, weil natürliche Lebensmittel wie Gemüse, Fleisch und Fisch deutlich stärker sättigen als nährstoffarme Junk-Food Mahlzeiten. Auch wenn die Verlockung groß sein mag, den Fettabbau schon in dieser Phase gezielt voranzutreiben, kannst und solltest du gerade in der Anfangszeit besten Gewissens auf energiereichere Lebensmittel wie Kartoffeln, fettreichen Fisch, Nüsse und Eier zurückgreifen. Selbst wenn du dadurch zunächst weniger Fett verbrennst, ist es wichtig, den Körper bei der Umstellung auf einen aktiveren Lebensstil und regelmäßiges Training genügend Energie zur Verfügung zu stellen. Ansonsten wirst du nicht ausreichend regenerieren, mit der Zeit deine Leistungsfähigkeit einbüßen, in der Entwicklung stagnieren und dadurch schlimmstenfalls deine Motivation verlieren. Das ist einer der größten Fehler, den Anfänger begehen. Es wird zu früh auf den Fettabbau gezielt, obwohl das oberste Ziel zunächst darin bestehen sollte, die Fitness zu verbessern, Spaß an Sport und Bewegung zu entwickeln und sogar ein wenig Muskelmasse aufzubauen. Also keine falsche Scheu vor den energiereichen, naturbelassenen Lebensmitteln. Kalorien sind nicht der Feind, solange sie aus nährstoffreichen, möglichst chemiearmen Quellen stammen und mit einem aktiven Lebensstil sowie regelmäßigem Training kombiniert werden.

8 Fettabbau-Ernährung leichtgemacht

Sind die Grundlagen einer gesunden, athletengerechten Ernährung erst einmal verinnerlicht und hat sich eine natürliche, alltagstaugliche Balance eingestellt, kannst du auf diesem Fundament aufbauend weitere Anpassungen vornehmen, um deine Ernährung gezielt auf den Fettabbau auszurichten und die verbliebenen Pfunde zu verbrennen. Du wirst feststellen, dass dafür nur wenige Schritte zu unternehmen sind. Eine gezielte Fettabbau-Ernährung ist nicht so kompliziert, wie gemeinhin angenommen. Vielmehr sind die grundlegenden Prinzipien dahinter denkbar simpel. Der Schlüssel zum Erfolg liegt schlicht darin, diese Anpassungen auf dem soliden Fundament einer ausgewogenen Ernährung vorzunehmen *und* die Ernährung in das „große Ganze" zu integrieren. Eine Fettabbau-Ernährung allein reicht nämlich nicht. Erst mit der entsprechenden Mentalität, die sich in Lebensstil und Training widerspiegelt, wird daraus ein umfassendes, effektives System, dass dir dabei hilft, überschüssiges Körperfett *dauerhaft* loszuwerden. Das Geheimnis einer guten Fettabbau-Ernährung liegt also nicht in komplizierter Detail-Theorie, sondern in der konsistenten Symbiose aus Ernährung, Training, Lebensstil und Mentalität. Das klingt fast schon zu simpel, um wahr zu sein? Viele Athleten neigen dazu, die Dinge zu kompliziert anzugehen und sind sich stets unsicher, ob es nicht doch „eine geheime Zutat" gibt, die ihnen einen „unfairen Vorteil" verschaffen würde. Die Schwierigkeit liegt jedoch auch hier nicht in der Theorie, sondern in der Praxis. Wenn Alltag, Schweinehund und schwierige Emotionen ins Spiel kommen, entscheidet sich, wie stabil das Fundament der eigenen Bestrebungen wirklich ist. Deshalb gilt auch hier: **Wir müssen die Thematik auf wenige, möglichst simple, doch zugleich auch effektive Schritte herunterbrechen.**

Einmal mehr kannst du an dieser Stelle erkennen, warum es so wichtig ist, mit der richtigen Mentalität an die Sache heranzugehen. Würdest du nämlich aus der Unzufriedenheit heraus agieren, wie es bei den meisten gescheiterten Diäten der Fall ist, so wäre dir diese auf die wenigen wirklich wichtigen Schritte beschränkte Fettabbau-Ernährung nicht genug. Du würdest dich danach sehnen, mehr zu unternehmen, um schneller und mehr Fett zu verbrennen. Also würdest du nach weiteren Möglichkeiten suchen, die Fettverbrennung zu beschleunigen. Irgendwann hättest du von Mahlzeitentiming, Nährstofftrennung, angeblichen „Fettverbrennungsboostern" wie Zimt und grünen Tee bis hin zu Fasten, Detox und Hormonoptimierung eine beachtliche Sammlung an Wissen – doch was davon könntest du langfristig umsetzen? Deine alltägliche Ernährung würde immer komplizierter werden, sodass es ein ungemein großer Kraftakt wäre, sie über mehrere Wochen hinweg durchzuhalten, zusätzlich regelmäßig zu trainieren, aktiv zu leben, sich um Job, Familie, Freunde, diverse Alltagsverpflichtungen zu kümmern und Ruhephasen für die Regeneration einzuhalten. Dieser Weg ist vielfach geprüft und meist gescheitert, denn auf Dauer ist das für die meisten Menschen schlicht eine Überforderung. **Wenn wir das Ergebnis ändern wollen, müssen wir unsere Strategie ändern und uns auf die wichtigsten Schritte konzentrieren, die wir dafür beständig durchzuführen in der Lage sind.**

8.1 Ernährungstagebuch führen

Der erste Schritt auf dem Weg einer gezielten Fettabbau-Ernährung besteht darin, ein *genaues* Ernährungstagebuch zu führen. Doch keine Sorge: Ich bin mir vollkommen bewusst darüber, dass Kalorienzählen für kaum einen Menschen eine praktikable Langzeitlösung darstellt. Das Ernährungstagebuch soll **über einen Zeitraum von lediglich vier Wochen** geführt werden, um eine **Referenz** zu erstellen, falls der Fettabbau später einmal ins Stocken gerät. Diese Referenz ist dann wichtig, um den Ursachen der Stagnation auf den Grund zu gehen (siehe Kapitel 9).

Orientiere dich bei deinen Aufzeichnungen an den „*drei W's*":

- ➢ **Was** hast du gegessen?
- ➢ **Wie** viel du hast du davon gegessen?
- ➢ **Wann** hast du gegessen?

Es gibt mittlerweile genügend kostenlose Apps und Internetseiten, welche die Nährwerte der verzehrten Lebensmittel zusammenrechnen. Notiere den Gehalt an Kalorien, Proteinen, Kohlenhydraten und Fetten für jede Mahlzeit und zeichne außerdem die Tagesbilanz auf.

Wichtig ist zudem, dass du notierst, welches sportliche Pensum du in dieser Zeit absolviert hast. Wie oft hast du trainiert, wie intensiv waren die Einheiten, wie viel Cardio war dabei und wie viel hast du dich im Alltag bewegt? Hierbei reicht die Aufzeichnung einer stichpunktartigen Beschreibung des Bewegungspensums sowie der Bewertung der Trainingsintensität anhand einer einfachen 1-10 Skala.

Notiere weiterhin deine Körpermaße an den Armen, Schultern, Taille und Beinen sowie dein aktuelles Körpergewicht *einmal am Anfang und einmal am Ende der Aufzeichnungsphase*. Es geht darum, festzustellen, wie sich dein Körper im Zuge der Kombination aus Ernährung und Bewegung entwickelt hat. Wurdest du schlanker oder hast du ein wenig Köperfett aufgebaut? Ideal wäre, wenn es in dieser Hinsicht nur geringe Veränderungen gäbe, denn dann hättest du mit der Ernährung ungefähr deinen Bedarf gedeckt und genau den wollen wir zumindest näherungsweise ermitteln.

Hier nochmal eine kleine Zusammenfassung der zu notierenden Daten, damit die erstellte Referenz später möglichst vollständig und hilfreich ist:

- ➢ Welche Lebensmittel hast du zu welchem Zeitpunkt und in welcher Menge verzehrt?
- ➢ Welche Nährwerte hatten deine Mahlzeiten, wie sah die Tagesbilanz aus? Notiere Kalorien, Proteine, Fette und Kohlenhydrate.
- ➢ Wie oft hast du trainiert? Wie intensiv waren die Einheiten? Wie viel Bewegung hattest du in deinem Alltag?
- ➢ Wie haben sich Körpermaße und Gewicht im Verlaufe der Aufzeichnungen verändert?

8.2 Low Carb Ernährung

Nach der Aufzeichnung einer Ernährungsreferenz können wir auch schon zur ersten Anpassung der gezielten Fettverbrennungsernährung kommen, nämlich zur *kurzzeitigen*, deutlichen Reduktion der Kohlenhydratzufuhr.

Hinter der als Low Carb Diät bekannten Ernährungsform steckt nämlich deutlich mehr als nur eine Modeerscheinung, wenn sie richtig eingesetzt wird. Sie ist der perfekte Einstieg, um den hartnäckigsten Fettpolstern endlich zu Leibe zu rücken. Dafür gibt es einen entscheidenden Grund: Bei einer über viele Lebensjahre hinweg praktizierten kohlenhydratreichen Ernährung besteht vonseiten des Körpers kaum ein Bedarf, die Fettdepots „anzugreifen". Das liegt daran, dass unser Gehirn bei einer kohlenhydratreichen Ernährung, wie sie in der westlichen Welt mittlerweile fast ausschließlich vorzufinden ist, vorwiegend Glukose (Kohlenhydratform) als Energiequelle verwendet.

Um das zu verstehen, ist es hilfreich, einen kurzen Blick auf die theoretischen Hintergründe zu werfen:

> Das menschliche Gehirn ist ein enormer Energiefresser, der im Schnitt etwa 20-25 % der täglich konsumierten Kalorien benötigt und zugleich das dominante Organ im Körper darstellt. Es gibt neben *Glukose* nur eine weitere Möglichkeit, das Gehirn mit Energie zu versorgen, nämlich mittels *Ketonkörper*. Diese Ketonkörper werden in der Leber aus dem sogenannten *Acetyl-CoA* (Acetyl-Coenzym A) gebildet. Acetyl-CoA wiederum wird im Rahmen der β-*Oxidation* aus Fettsäuren erzeugt. Ketonkörper bilden nun ein Transportmittel für Acetyl-CoA, sodass dieses unter anderem zum Gehirn gelangen kann. Im Gehirn werden die Ketonkörper dann mittels spezieller Enzyme wieder zum Acetyl-CoA zurückgebildet und als Energiequelle genutzt.

> Das ist ein Knackpunkt, denn die mengenmäßig ausreichende Bildung dieser speziellen Enzyme „verlernt" das Gehirn mit der Zeit, *wenn es normalerweise fast ausschließlich aus Glukose gespeist wird.* Bleibt die Kohlenhydratzufuhr nun aus, so kann das Gehirn nicht ausreichend viele Enzyme produzieren, um die Ketonkörper in ausreichender Menge zu verwerten. Als Konsequenz daraus verlangt das Gehirn nach Kohlenhydraten und macht sich in Form des berühmten Heißhungers bemerkbar.

Das bedeutet, wer seinen Energiebedarf überwiegend mit Kohlenhydraten deckt, muss zwangsläufig häufiger essen. Denn – und das ist der entscheidende Clou! – der Körper besitzt kaum Speichermöglichkeiten für Kohlenhydrate. Dafür gibt es lediglich die Leber und die Muskeln. Dort können Kohlenhydrate in Form des sogenannten *Glykogens* gespeichert werden. Allerdings können andere Organe *nicht* auf das in den Muskeln gespeicherte Glykogen zurückgreifen – Muskelglykogen ist exklusiv den Muskeln vorbehalten. Bleibt nur die Leber als Kohlenhydratspeicher. Die Leber des Menschen wiegt im Schnitt 1200 - 1600 g. Ungefähr 10 %

davon können Glykogen sein, also 120 bis 160g. *1g* des Glykogens liefert rund 4 kcal, sodass in der Leber ungefähr 500 kcal Kohlenhydratenergie gespeichert werden können. Die genauen Zahlenwerte können natürlich von Mensch zu Mensch und speziell in Abhängigkeit des Trainingslevels variieren, sodass auch die doppelte Menge an Energie noch im Rahmen des Möglichen liegt. Doch wir brauchen gar keine exakten Werte. Entscheidend ist die simple Tatsache, dass der Körper nur auf sehr kleine Kohlenhydratspeicher zurückgreifen kann.

Im Gegensatz dazu enthalten die Fettdepots ein Vielfaches dieser Energiemenge. Überschüssige Kohlenhydrate, die nicht in den Muskeln oder der Leber gespeichert werden können und auch nicht verbraucht werden landen übrigens ebenfalls in den Fettspeichern. Aus diesen Speichern lassen sich wiederum nur geringe Mengen an Kohlenhydrate zurückgewinnen und das ist letztlich das Problem beim Abnehmen:

> Das Gehirn hat als dominantes Organ *bei einer langwierigen kohlenhydratreichen Ernährung* nur einen geringen Bedarf für die Energie der Fettdepots, weil es den Großteil dieser Energie nicht in ausreichender Menge verwerten kann. Es verlangt stattdessen nach Kohlenhydraten!

Mit einem Kaloriendefizit wird man natürlich auch bei einer „High Carb Diät" zunächst abnehmen. Doch auf eine ineffiziente Weise, die sich oftmals nicht lange durchhalten lässt. Es braucht zwar nicht viel Fantasie, um zu erkennen, dass es hier individuelle Unterschiede gibt. Manche Menschen können kohlenhydratreiche Nahrung besser verwerten. Doch gerade bei denjenigen, die bereits übergewichtig sind, ist dies oftmals nicht der Fall.

Die Lösung des Problems? Das Gehirn muss wieder lernen, in ausreichender Menge die nötigen Enzyme zu produzieren, um Ketonkörper zu verwerten. Das ist wichtig für eine effiziente Körperfettverbrennung und um im Alltag einen möglichst konstanten Energiespiegel zu haben – auch wenn mal keine Mahlzeit griffbereit ist. Sobald das Gehirn an die Verwendung von Ketonkörpern gewöhnt ist, wirst du *wesentlich* seltener Energietiefs erleben!

Um das Gehirn daran zu gewöhnen, Ketonkörper zu verwerten, gilt es sich für etwa 2-4 Wochen möglichst kohlenhydratarm zu ernähren. Am besten bewährt hat sich hier in der Praxis der Sprung ins kalte Wasser: **Beschränke für 2-4 Wochen deine Kohlenhydratzufuhr auf 50 g pro Tag. Diese Kohlenhydrate sollten aus Gemüse und geringen Mengen Obst stammen.**

Die Umstellung ist meistens etwas unangenehm. Müdigkeit, Leistungstiefs und gelegentlich Kopfschmerzen sind mögliche Begleiterscheinungen speziell in den ersten 10 Tagen, sodass es klug ist, in dieser Phase beim Training etwas kürzer zu treten. Keine Sorge, das ist nur von kurzer Dauer. Das Gehirn passt sich relativ schnell an und dann profitierst du enorm davon, das nötige Durchhaltevermögen aufgebracht zu haben.

Die Low Carb Phase ist dann abgeschlossen, wenn du über mehrere Tage hinweg keine dieser Anpassungsprobleme mehr hattest und dich generell fit, motiviert und leistungsfähig fühlst.

Abhängig von deinem bisherigen Ernährungsverhalten kann das zwei bis vier Wochen dauern. In Ausnahmefällen geht es auch schneller.

Die Fähigkeit zur Verwendung der Ketonkörper verliert das Gehirn übrigens nicht so schnell, sodass du die Kohlenhydratzufuhr im Anschluss an die Low Carb Phase wieder erhöhen kannst. Das ist wichtig, weil *bei intensiver körperlicher Belastung* vorwiegend Kohlenhydrate benötigt werden. Wer also körperlich sehr aktiv ist, tut gut daran, ausreichend Kohlenhydrate zu verzehren, sodass eine Low Carb Ernährung für Athleten *langfristig* kontraproduktiv sein kann.

Lange Rede, kurzer Sinn: Eine smarte Fettabbauernährung beginnt mit einer „Low Carb"-Phase, in der das Gehirn dazu gezwungen wird, Ketonkörper zu verwenden – sprich: die Körperfettdepots anzuzapfen.

8.3 Kalorien richtig ersetzen

Durch den aktiven Lebensstil, regelmäßiges Training, die Umstellung auf naturbelassene Lebensmittel und die initiale Low Carb Phase wirst du schon einiges an Fett verbrannt haben und erst jetzt kommt der Schritt, der bei vielen, leider oftmals scheiternden Diät-Unternehmungen an erster Stelle stehen würde. Erst jetzt reduzieren wir allmählich gezielt die Kalorien, um für den Feinschliff zu sorgen. Wer zu früh damit beginnt, Kalorien zu streichen, kommt in der Regel nicht weit. Denn diese Methode wirkt nur in einem sehr begrenzten Rahmen. Man kann die Kalorien schlicht nicht beliebig weit reduzieren. Deshalb steht an erster Stelle die Erhöhung des Energieverbrauches durch das Fettverbrennungstraining – das verschafft uns mehr Luft. Kalorien sollten also zunächst verbrennen, bevor sie „weggehungert" werden.

Trotzdem kommen viele Menschen irgendwann nicht mehr umhin, Kalorien gezielt zu reduzieren, um die letzten Pfunde loszuwerden. Entscheidend hierbei ist das richtige Vorgehen. Zunächst ist es eine schlechte Idee, tatsächlich zu hungern. Denn bei jeder Diät, bei jeder Ernährungsmethode, bei jedem Trainingsplan solltest du immer dein emotionales Wohlbefinden im Blick behalten. Von der Disziplin allein kann kaum jemand langfristig zehren. Deshalb geht es bei der Reduktion der Kalorien darum, sie sinnvoll zu *ersetzen*. Anders gesagt: Du isst genauso viel, nimmst aber weniger Kalorien zu dir.

Das bedeutet nichts Anderes als dass kalorienreichere Lebensmittel mit kalorienärmeren Lebensmitteln ersetzt werden. Gemüse ist beispielsweise sehr kalorienarm, enthält zugleich viele Ballaststoffe und sättigt dadurch gut. Proteinreiche Lebensmittel sättigen ebenfalls bestens und liefern, wie wir schon in Kapitel 7.3 gesehen haben, effektiv wenig Energie.

Die Kalorienreduktion funktioniert daher am besten, wenn *schrittweise* Kohlenhydrate und Fette durch Proteine und Gemüse ersetzt werden.

„Schrittweise" ist hier das Schlüsselwort. Sprunghaft sämtliche Kalorien zusammenzustreichen, führt nur zu einer Panikreaktion des Körpers und entsprechenden Gegenmaßnahmen. Kalorien sollten deshalb langsam reduziert werden.

8.3.1 Zeitliche Grenzen

Bei der Reduktion der Kalorien gilt es jedoch auch darauf zu achten, dass eine Diät mit zunehmender Zeit ineffizient wird. Das heißt, auch wenn du langsam reduzierst, kannst du den Prozess nicht ewig am Laufen halten.

Eine smarte Reduktionsphase sollte in der Regel nur 8-12 Wochen dauern.

Danach wird der Körper zunehmend gegensteuern und die Fettabbau-Phase infolgedessen ineffizient werden. Deshalb ist es wichtig, nach 8-12 Wochen die Reduktion der Kalorien zu stoppen und den Zustand des Kaloriendefizits zu beenden.

Wer Muskelmasse aufbauen möchte, kann für einen leichten Kalorienüberschuss sorgen, indem er kalorienreichere Lebensmittel verzehrt oder den Anteil der Energielieferanten auf dem Teller etwas erhöht. Wer keine Muskelmasse aufbauen will, nimmt fortan *näherungsweise* so viele Kalorien auf, wie verbrannt werden. Das funktioniert am besten intuitiv, wenn du dich auf dein Hungergefühl verlässt, die Ernährungsgrundlagen umsetzt und auf das Feedback deines Körpers achtest.

Es klingt wie so oft in der Theorie komplizierter, als es in der Praxis ist. Das „Essen nach Bedarf", also das intuitive Abdecken des Energieverbrauchs, funktioniert umso präziser, je natürlicher die von dir verzehrten Lebensmittel sind. Denn je natürlicher die Lebensmittel sind, desto verlässlicher ist das Hungergefühl.

Eine entartete Ernährung, in der nährstoffarme Lebensmittel, Geschmacksverstärker und andere Chemikalien an der Tagesordnung stehen, stört dieses natürliche Hungergefühl, sodass dann viele Menschen mehr essen, als sie eigentlich brauchen. Das ist übrigens ein entscheidender Grund dafür, dass die Ernährungsgrundlagen so ungemein wichtig für die Fettabbau-Ernährung sind. Durch die Ernährungsgrundlagen haben wir die Zuverlässigkeit deines Hungergefühls deutlich erhöht und das ist im Anschluss an eine Kalorienreduktion das wichtigste Schutzschild, um zu verhindern, dass die Pfunde zurückgekommen. Die Erhöhung der Präzision des Hungergefühls geschah neben der verbesserten Lebensmittelqualität übrigens auch durch die Anpassung der Flüssigkeitszufuhr. Wenn du nämlich entsprechend der Ernährungsgrundlagen (Kapitel 7) eine ausreichende Flüssigkeitszufuhr sicherstellst, wird dadurch die Gefahr der Verwechslung von Hunger- und Durstgefühlen deutlich reduziert.

Das Prinzip dahinter ist also ganz simpel: Nachdem du 8-12 Wochen lang gezielt Kalorien ersetzt hast, geht es nun darum, dich wieder entspannt und frei nach den Grundlagen zu ernähren und auf dein Hungergefühl zu vertrauen. Denn das Hungergefühl sorgt dafür, dass du deine Nahrungszufuhr automatisch an dein Bewegungspensum anpasst. Du brauchst demnach keine Angst davor zu haben, etwas falsch zu machen. Vertraue deiner Ernährungsintuition. Wenn du nämlich an diesem Punkt bist, hast du bereits unbewusst viele Schritte unternommen, damit sie präziser arbeitet.

8.3.2 Schlankheitswahn

Die Kalorienreduktion ist der letzte wirkungsvolle Pfeil in unserem Köcher und demnach dafür gedacht, die letzten Pfunde zum schlanken Körper zu verbrennen. Ein Körperfettanteil von 10-15 % ist für die meisten Menschen vollkommen ausreichend. Bedenke: Je tiefer du gehst, desto höher wird die Gefahr des Jojo-Effekts. Eine Menge Menschen sind ganz einfach nicht für sehr niedrige Körperfettanteile gemacht. Denn letztendlich ist es auch eine Frage der Genetik. Manch einer wird einen einstelligen Körperfettanteil nie langfristig halten können, während dies für andere von Natur aus der Normalzustand ist. Dafür bauen diese Menschen beispielsweise zumeist langsamer Muskelmasse auf. Jeder Körper hat schon genetisch bedingt Stärken und Schwächen. Das dürfen wir akzeptieren, denn ändern können wir daran nichts. Der Fettabbau kann in manchen Fällen gezwungene und extreme Züge annehmen, die auf Dauer ungesund sind. In den meisten Fällen liegt die Ursache dafür in der Unfähigkeit, eigene Schwächen und Unvollkommenheiten zu akzeptieren – ein Mangel an Selbstwertgefühl. Das ist ein weiterer Grund für die Vorgehensweise des *Nachhaltig Schlank* Ansatzes: Indem wir uns schon in der Anfangszeit von der Sehnsucht nach einem schlankeren Körper lösen und stattdessen an unserer Fitness und Gesundheit arbeiten, die Bewegungslust wecken und damit einhergehend ein vollkommen neues Gefühl für unseren Körper entwickeln, befreien wir uns vom Schlankheitswahn und dem Drang nach Perfektion.

Niemand von uns wird jemals perfekt sein. Lass dich nicht von Cover-Bildern blenden. Für gewöhnlich sind die Bilder sehr vorteilhaft beleuchtet und überarbeitet. Zudem „entwässern" Cover-Models gezielt vor einem Fototermin, um extrem definiert zu wirken. Coverbilder sind daher lediglich trügerische Momentaufnahmen. Ein stark definiertes Sixpack, wie auf manchen Fitnessmagazinen zu sehen ist, kann im alltäglichen Leben bestenfalls nur eine sehr kleine Gruppe von genetischen Wunderkindern vorweisen.

8.4 Das Feuer am Brennen halten

Du weißt bereits, dass eine „Diät" mit zunehmender Zeit ineffizient wird, weil der Körper irgendwann gegensteuert. Um die Effizienz zu erhöhen und dadurch länger gezielt Fett verbrennen zu können, bietet sich die Integration eines sogenannten „Refeed-Days" an.

Dabei handelt es sich um einen Tag in der Woche, an dem die Kalorienzufuhr gezielt erhöht wird. Auf diese Weise zögerst du die Reduktion der Stoffwechselaktivitäten seitens des Körpers hinaus, sodass die Energie- und damit Fettverbrennung länger hochgehalten werden kann. Gerade wenn du die Kalorienreduktion zwölf Wochen lang durchziehen möchtest, ist der Refeed-Day ein wertvolles Werkzeug.

Weiterhin eignet sich der Refeed-Day bestens dazu, in einem begrenzten Rahmen dem Genuss zu frönen. Wenn du beispielsweise ein großer Pizza-Fan bist, spricht nichts dagegen, an diesem Tag eine Pizza zu essen und dazu ein gutes Dessert zu genießen. Es sollte nur nicht ausufern. Manche Menschen begehen den Fehler, sich an einem Refeed-Day in regelrechte Fressorgien zu ergehen und jede Form von Süßigkeiten und Junk-Food in sich hineinzustopfen. Doch das ist nicht Sinn und Zweck des Refeed-Days, sondern lediglich ein narrensicheres Indiz einer fragwürdigen Einstellung zur Ernährung. Es macht keinen Sinn, sechs Tage die Woche unter der Prämisse „zu leiden", dass man am 7. Tag über alle Maße schlemmen darf. Das offenbart, dass die alltägliche Ernährung lediglich als eine Art notwendiges Übel für die schlanke Figur betrachtet wird. Das ist nicht der Ansatz dieses Buches und steht im klaren Widerspruch zu der diesem Programm zugrundeliegenden Mentalität. Zudem kann das „große Fressen" den Fettabbau bremsen, während ein kontrollierter, gemäßigter Refeed-Day diesen eher unterstützt. Nutze den Tag ruhig, um leckeres Essen zu genießen. Doch vergiss nicht, dass Gemüse und Co. nicht der Preis einer schönen Figur sind, sondern wertvolle, deinen Körper stärkende und gesundheitsfördernde Lebensmittel. Erhöhe am Refeed-Day die Kalorienzufuhr, aber höre auch auf den gesunden Menschenverstand.

In diesem Zusammenhang möchte ich auch festhalten, dass ich mich weigere, den Begriff „Cheat-Meal" zu verwenden. Ich habe ihn früher benutzt, weil ich das Prinzip unter diesem Namen kennengelernt habe. Doch beinhaltet diese Bezeichnung die Ansicht, dass solche Mahlzeiten eigentlich verboten wären. Das ist beim *Nachhaltig Schlank* Ernährungssystem jedoch ausdrücklich nicht der Fall, weil es für die meisten Menschen das genaue Gegenteil einer nachhaltigen Lösung wäre. Ich habe es mittlerweile dutzende Male erlebt, dass Menschen, die abnehmen wollen, auf jede Art von Süßigkeiten und Genussmahlzeiten im Zeitraum ihrer Diät verzichten, sich währenddessen aber schon darauf freuen, im Anschluss endlich wieder genießen zu dürfen. Die Sache ist die: Wenn du dich nach einer Diät einfach genauso ernährst wie zuvor – und das passiert bei dieser Einstellung in den allermeisten Fällen schleichend – dann wirst du auch allmählich wieder zunehmen. Das heißt, langfristig geht es darum, eine funktionierende Balance zwischen Genuss auf der einen und Gesundheit, Fitness und Ästhetik auf der anderen Seite zu finden.

Ich habe diesen Aspekt der *Nachhaltig Schlank* Mentalität hier bewusst noch einmal verdeutlicht, weil er für das Gelingen des Ansatzes von größter Wichtigkeit ist. Denk immer daran: Das Schlankwerden und -bleiben scheitert in erster Linie durch Mentalitätsfallen, welche zu dubiosen, kurzsichtigen, extremen Methoden verleiten und langfristig die Motivation rauben.

8.5 Integration

Wir haben bereits ausführlich darüber gesprochen, dass die Fettabbau-Ernährung lediglich Teil eines größeren Ganzen ist. Daher gilt es zum Schluss noch zu klären, wie die einzelnen Schritte der Ernährungsanpassungen in das System integriert werden sollten.

Schritt 1: Genaues Tagebuch führen

Da dieser Schritt darauf abzielt, eine möglichst aussagekräftige Referenz für den Energie- und Nährstoffbedarf des Körpers zu ermitteln, sollte er in einer Phase durchgeführt werden, in der du möglichst wenig Körperfett ab- oder aufbaust.

Die letzten Wochen des Einsteigerplanes würden sich dafür anbieten. Doch das hängt auch davon ab, inwiefern du zu diesem Zeitpunkt schon die Ernährungsgrundlagen integriert hast. **Denn erst wenn dieser Prozess abgeschlossen ist, sollte die Fettabbau-Ernährung beginnen.** Dauert das länger als der Einsteigerplan, stellt das jedoch kein großes Problem dar. Trainings-technisch kannst du nach dem Einsteigerplan mit den Fettabbau-Wellen beginnen und parallel dazu weiter an der Integration der Ernährungsgrundlagen arbeiten. Das Ernährungstagebuch kannst du dann in einer Akklimatisierungsphase zwischen den Fettabbau-Wellen erstellen.

Schritt 2: Low Carb Ernährung

Die zwei- bis vierwöchige Low Carb Phase kann unmittelbar im Anschluss an das Ernährungstagebuch beginnen, sollte aber *nicht* parallel zu einer Fettabbau-Welle ausgeführt werden. Die in manchen Fällen auftretenden Leistungseinbußen während der Anpassung an die Low Carb Ernährung sind der Grund dafür. Ein guter Zeitraum findet sich während einer Akklimatisierungsphase zwischen den Fettabbau-Wellen – möglichst am Ende dieser Phase, sodass du unmittelbar danach, beginnend mit der nächsten Fettabbau-Welle, zur Kalorienreduktion übergehen kannst.

Schritt 3: Kalorien richtig ersetzen

Das gezielte Ersetzen und dadurch Reduzieren von Kalorien sollte parallel zu einer Fettabbau-Welle erfolgen. Allerdings rate ich dir dazu, damit **frühestens bei der zweiten Fettabbau-Welle zu beginnen.** Zunächst gilt es den grundlegenden Ernährungsanpassungen, dem Lebensstil und dem Trainingsplan die Möglichkeit zu geben, ihr Potential hinsichtlich der Fettverbrennung zu entfalten. Vergiss nicht, dass die gezielte Kalorienreduktion an letzter Stelle steht – *und manchmal gar nicht notwendig ist*.

Wenn du mit dem Kalorienersetzen beginnst, empfehle ich dir, dies *beim ersten Anlauf* noch *sehr* langsam zu machen, um dich daran zu gewöhnen. Da dieser Schritt parallel zu einer Fettabbau-Welle ausgeführt wird, kommt im Anschluss daran bekanntermaßen eine Akklimatisierungsphase, bei der du die Reduktion unterbrichst und gegebenenfalls auch die Kalorienzufuhr leicht erhöhst. Wenn dann die nächste Fettabbau-Welle beginnt, hast du ein wesentlich besseres Gefühl für das Zusammenspiel aus Training und Ernährung sowie der entsprechenden körperlichen Entwicklung, sodass du dann erneut mit dem Ersetzen von Kalorien beginnen und nun – wenn nötig – etwas entschlossener vorgehen kannst. Dieser Schritt ist ein Balanceakt und je mehr Erfahrung du hast, je tiefer dein Verständnis für deinen Körper ist, desto leichter wirst du ihn meistern können.

Schritt 4: Das Feuer am Brennen halten

Der Refeed-Day macht erst in der Phase der Kalorienreduktion Sinn, muss aber nicht zwangsläufig mit der ersten Woche beginnen. Du kannst selbst entscheiden, ob du während der Reduktionsphase direkt auch einen Refeed-Day pro Woche einbaust oder damit erst nach 3-4 Wochen beginnst. Wenn du die Kalorien anfangs empfehlungsgemäß langsam ersetzt, ist schlicht noch kein Refeed-Day nötig, sodass es für die Fettverbrennung sinnvoll wäre, damit etwas zeitversetzt zu beginnen.

8.6 Häufig gestellte Fragen

Stimmt es, dass man mehrere Stunden vor dem Schlafengehen nichts mehr essen sollte, wenn man abnehmen möchte?

Kurze Antwort: Keineswegs.

Manchmal wird in Magazinen oder im Internet empfohlen, abends nichts mehr zu essen, weil – so heißt es – sämtliche zu dieser Tageszeit aufgenommenen Kalorien nicht mehr verbrannt und direkt in den Fettdepots eingelagert werden. Empfohlen werden dafür Zeiträume von bis zu fünf Stunden vor der Bettruhe.

Diese Methode kann funktionieren. Der Grund dafür, dass eine solche Vorgehensweise tatsächlich dafür sorgen kann, Fett zu verbrennen, liegt darin, dass schlicht automatisch weniger Kalorien verzehrt werden. Grundsätzlich gilt zumindest für kurze Zeiträume: In einem Kaloriendefizit wird Fett verbrannt – unabhängig davon, *wie* dieses Defizit erzeugt wurde.

Das beinahe zwangsläufig erzeugte Kaloriendefizit ist also die Ursache für den Fettabbau. Es hat nichts mit der skurrilen Idee zu tun, sämtliche abends verzehrten Kalorien würden direkt in die Depots wandern, während tagsüber aufgenommene Energie sofort verbrannt wird, sodass insgesamt auch mehr Körperfett verheizt wird. Drehen wir den Spieß doch einmal um: Nehmen wir an, morgens würden wenige und dafür abends umso mehr Kalorien verzehrt werden. Die Tagesbilanz wäre gleich. Wenn nun abends einige Kalorien eingelagert werden, so würden doch im Gegenzug am Tagesanfang, wenn eine geringere Kalorienzufuhr auf körperliche Aktivität trifft, umso mehr Kalorien verbrannt werden! Das bedeutet, es macht aus dieser eindimensionalen Herangehensweise keinen Unterschied, ob du nun abends oder morgens weniger Kalorien verzehrst – solange in der Tagesbilanz ein Defizit steht.

Es gibt zwar Studien, die zeigen, dass Menschen, die abends wenig und morgens viel essen, einen geringeren BMI haben als Menschen, die abends viel und morgens wenig essen. Doch das sind ganz allgemeine Studien, die keine Aussagen über die Kausalität zulassen. So ist es beispielsweise sehr wahrscheinlich, dass diejenigen, die morgens viel und abends wenig essen, dies größtenteils *gezielt* tun, um abzunehmen und daher parallel dazu auch weitere Schritte unternehmen – zum Beispiel mehr Wert auf die Qualität der Lebensmittel legen, mehr Gemüse verzehren oder auch mehr Sport treiben. Deshalb solltest du grundsätzlich vorsichtig sein, wenn in manchen Medien aus zitierten Studien voreilige Rückschlüsse gezogen werden.

Graben wir etwas tiefer, stellen wir außerdem fest, dass der Körper nach dem Abendessen keineswegs seinen Energieverbrauch auf null reduziert. Vielmehr finden in den Ruhezeiten und speziell in der langen, nächtlichen Ruhephase wichtige Regenerations- und Adaptionsprozesse statt. Das heißt, der Körper benötigt auch zu dieser Zeit Energie und Nährstoffe, um sich von der Belastung des athletischen Alltags und Trainings erholen zu können. Ihm in dieser Phase sämtliche Nährstoffe und Energie vorzuenthalten, bremst die Regeneration.

Denken wir noch einen Schritt weiter und beziehen den Zusammenhang zwischen Nahrungsaufnahme und körperlicher Leistungsfähigkeit in die Gleichung ein, wird das Bild noch klarer. So ist es ein Überbleibsel der steinzeitlichen Lebensweise, dass uns große Mahlzeiten in den Ruhe- und Regenerationsmodus schicken, also das parasympathische Nervensystem aktivieren. Dieser Zusammenhang steckt uns in den Genen, denn unsere steinzeitlichen Vorfahren mussten jagen und sammeln, wenn sie hungrig waren, und sich folgerichtig erholen, wenn sie richtig gesättigt waren. Bei geringer Nahrungszufuhr befindet sich unser Körper demnach im Aktivitätsmodus und nach einer großen Mahlzeit geht er in den Regenerationsmodus über. Das ist der Grund dafür, dass du nach einer größeren Mahlzeit häufig müde wirst, weil sich dein Körper dann verstärkt um die Verdauung kümmert.

Wenn wir also in der ersten Tageshälfte den Großteil unserer Kalorien aufnehmen und in der zweiten Tageshälfte sowie speziell abends nur wenige oder keine Kalorien verzehren, versetzen wir unseren Körper tagsüber in den Regenerations- und abends in den Aktivitätsmodus. Das kann sich negativ auf die Schlafqualität auswirken und zugleich Energietiefs im Alltag verursachen, was wiederum unseren Bestrebungen nach einem athletischen Lebensstil entgegenwirkt.

Es gibt also zwei wesentliche Gegenargumente:

- Der Körper senkt seinen Energie- und Nährstoffverbrauch nachts keineswegs auf null, sondern benötigt beides auch zu dieser Zeit, um effektiv zu regenerieren.
- Große Mahlzeiten machen müde, während ein nur leicht gefüllter oder leerer Magen ein Signal für den Körper ist, aktiv zu werden.

Deshalb macht es wenig Sinn, abends keine Nahrung mehr aufzunehmen. Das Abendessen ist ein wichtiger Trigger, um uns körperlich zu entspannen und die Ruhe- sowie Regenerationsphase einzuleiten.

Es bleibt grundsätzlich dabei, dass das klassische Schema dreier Hauptmahlzeiten in Kombination mit einem aktiven Lebensstil, gezieltem Fettabbau-Training und einem Tageskaloriendefizit gut funktioniert. Wenn du darüber hinausgehen möchtest, kannst du überprüfen, wie dein Körper zu welcher Tageszeit auf größere Mahlzeiten reagiert. So hat sich beispielsweise herausgestellt, dass viele Menschen speziell nach einem großen Mittagessen müde werden und am frühen Nachmittag häufiger Leistungstiefs erleben. Morgens ist dies meist noch kein Problem. Denn wenn ein möglichst naturbelassenes und ausgewogenes Frühstück verzehrt und nachts ausreichend geschlafen wurde, werden die meisten Menschen nicht so schnell wieder müde. Abends ist dies ebenfalls kein Problem, weil Müdigkeit nach dem Abendessen sogar erwünscht ist. Doch mittags sind einige Menschen besonders anfällig für das Völle- und Trägheitsgefühl nach einer größeren Mahlzeit. Wenn du dazu gehörst, ist es natürlich empfehlenswert, die Größe des Mittagessens zukünftig etwas zu reduzieren.

In jedem Fall aber brauchst du dir das Abendessen nicht vermiesen lassen. Entscheidend für den Fettabbau bei dieser Methode ist aus ernährungstechnischer Sicht in erster Linie lediglich das Kaloriendefizit.

Ich würde gerne mehr für meine Figur tun. Was kann ich noch unternehmen, um schneller schlank zu werden?

Diese Frage wird mir sinngemäß fast wöchentlich gestellt und ich verstehe die Motivation dahinter nur zu gut. Ich denke, viele von uns haben diesen Gedanken: Wenn etwas simpel, unkompliziert oder billig ist, kann es nicht so gut funktionieren wie etwas Komplexes oder Teures.

Wenn also für die Fettabbau-Ernährung nur wenige, grundlegende Schritte zu unternehmen sind, löst das oftmals das Gefühl aus, nicht genug für den schlanken Körper zu tun. Ich erlebe dies speziell bei denjenigen, die mit den Grundlagen der Ernährung schon vertraut sind. Sie wollen mehr tun, suchen nach „geheimen Insidertipps", nach einer neuen, wirkungsvollen Zutat, die sie bisher noch nicht berücksichtigt haben. Doch in vielen Fällen ist dies nur der unbewusste und zum Scheitern verurteilte Versuch, sich die „Arbeit irgendwie zu erleichtern". Es gibt keine magische Geheimzutat, die dich quasi über Nacht und aufwandslos schlank werden lässt. Fettabbau ist und bleibt ein Geduldsspiel.

Was du unbedingt verinnerlichen solltest, ist die Tatsache, dass es nicht um Quantität, sondern um *Qualität* geht. Daher zählt nicht, wie viele Schritte du unternimmst, sondern dass du *die richtigen Schritte möglichst gut umsetzt!*

Je mehr Schritte du unternimmst, desto leichter verzettelst du dich und verlierst die wesentlichen Schritte aus den Augen. Diejenigen, die nach Abkürzungen, nach schnelleren Wegen, suchen, verlaufen sich meistens und bauen *langfristig* wenig oder kein Fett ab.

Die Fettabbau-Ernährung dieses Buches ist nicht kompliziert und dennoch ist sie effektiv, weil sie sich auf die wesentlichen Zusammenhänge *konzentriert*. Entscheidend für den Erfolg ist, dass du sie im Rahmen des athletischen Lebensstils, dem Fettabbau-Training sowie der übergeordneten Mentalität *umsetzt* und deinem Körper zugleich Zeit gibst, sich an die neuen Umstände anzupassen und somit auf nachhaltigem Wege Fett zu verbrennen.

Denk daran, was wir eingangs besprachen: Die meisten Menschen pendeln hinsichtlich des Fettabbaus zwischen All-in-Methoden und Aufgeben – schlanker werden sie langfristig jedoch kaum. Der Versuch, den Fettabbau krampfhaft zu erzwingen und möglichst viel zu unternehmen, um möglichst schnell große Mengen an Fett zu verbrennen, ist zumeist gescheitert. Um endlich nachhaltige Erfolge zu erzielen, müssen wir diesen Kreislauf durchbrechen und unsere Herangehensweise neu bewerten. Verändere deine Perspektive! Dann wirst du sehen, dass sich geduldig, besonnen und auf das Wesentliche fokussiert mehr erreichen lässt.

9 Wenn der Fettabbau stagniert

Im Unterschied zu theoretischen Idealvorstellungen verläuft die Entwicklung des Körpers in der Praxis nicht linear. Es wird immer Rückschläge, immer Phasen der Stagnation und auch Phasen der Demotivation geben. Entscheidend für den langfristigen Erfolg ist daher die Fähigkeit, den wahren Ursachen auf den Grund zu gehen, ohne sich dabei in unnötigen Details zu verzetteln.

Das ist ein weit verbreitetes Athletenproblem: Der Einfluss unwesentlicher Details wird massiv überschätzt, während die großen Hebel vergessen oder gar nicht erst erkannt werden. Möglicherweise ein Nebeneffekt der Sensationshascherei mancher Medien, wo zuweilen versucht wird, jede unbedeutende Kleinigkeit als großen Durchbruch zu verkaufen. *Du willst Muskeln aufbauen? Dann solltest du Beta-Alanin nehmen! Studien deuten darauf hin, dass durch die gezielte Einnahme von Beta-Alanin der Muskelaufbau um bis zu 50 Prozent gesteigert werden kann.* Klingt wunderbar. Summiert man jedoch die Prozente all der angeblichen Wundermittel und -methoden auf, müsste man problemlos in der Lage sein, seinen Muskelaufbau um 7000 % zu steigern. Wobei, was ist 7000 % von null?

Ein ähnliches Vorgehen findet sich auch beim Fettabbau. *Du willst abnehmen? Dann musst du unbedingt mehr Zimt konsumieren, denn Zimt senkt den Blutzuckerspiegel. Vor allem solltest du täglich grünen Tee trinken, denn der regt die Thermogenese an.* Es gibt so viele wunderbare Mittelchen – würden sie alle wie versprochen wirken, gäbe es wohl kaum übergewichtige Menschen. Versteh mich nicht falsch, ich nutze häufig Zimt zum Süßen von Mahlzeiten und wenn ich viel zu tun habe, trinke ich gerne grünen Tee, um wach und konzentriert zu bleiben. Doch für den Fettabbau sind solche Mittel unbedeutende Details, die nur einen sehr geringen Wirkungsgrad haben. Worauf es wirklich ankommt, das sind die großen Hebel, die du in diesem Buch kennengelernt hast. Wenn deine Entwicklung stagniert oder du die Motivation verlierst, liegt die Ursache höchstwahrscheinlich in einem oder mehreren dieser Hebel verborgen.

Das zweite Problem besteht darin, dass viele Menschen dazu neigen, die Dinge noch komplizierter zu machen, wenn etwas nicht läuft. Doch dadurch verzettelt man sich meist nur noch mehr. Fitness ist kein Code eines Computerprogramms, bei dem der Teufel im Detail liegt. Wenn irgendetwas nicht wie gewünscht funktioniert, solltest du stets versuchen, alles so weit wie möglich zu vereinfachen, einen Überblick zu gewinnen und die großen Hebel zu identifizieren. Dadurch lassen sich die Ursachen leichter finden und beheben. Einige der häufigsten Gründe für die Stagnation des Fettabbaus möchte ich dir nachfolgend vorstellen.

Dabei werde ich einige wesentliche Aspekte, die du im bisherigen Verlauf des Buches bereits kennengelernt hast, wiederholen, um dir zu zeigen, inwiefern sie für das Gelingen dieses Ansatzes maßgeblich sind und was genau in der Praxis schiefgehen kann. Es geht mir vor allem darum, das notwendige Verständnis für die grundlegenden Zusammenhänge und Wirkungsmechanismen hinter *Nachhaltig Schlank* zu vermitteln, denn das ist es letztlich, was dir in der Praxis auf Dauer wirklich weiterhilft.

9.1 Stagnierst du überhaupt?

Festzustellen, ob der Fettabbau überhaupt stagniert, ist manchmal gar nicht so leicht, weil sichtbare Ergebnisse nicht über Nacht eintreten. Die langsamen, nachhaltigen Veränderungen im Körperbau sind daher nicht immer auf Anhieb zu erkennen. In diesem Buch arbeiten wir viel mit der Intuition, weil es in den meisten Fällen die nachhaltigste Lösung ist. Doch wenn das Gefühl versagt, hilft nur die Quantifizierung. Wenn du also glaubst, dass dein Fettabbau stagniert, muss das nicht zwangsläufig der Realität entsprechen – vielleicht trügt dich in diesem Fall dein Gefühl. Bevor du umfassende Veränderungen vornimmst, lohnt es sich deshalb, an dieser Stelle genauer hinzusehen und aussagekräftigere Maßstäbe einzuführen, die dein Gefühl entweder bestätigen oder widerlegen können. Wie also können wir den Fettabbau möglichst zuverlässig *messen*?

9.1.1 Eindimensionale Maßstäbe

Nach meiner Erfahrung schauen die meisten Menschen einfach auf die Waage und wenn sich dort kein Gewichtsverlust abzeichnet, dann wurde auch kein Fett abgebaut. Manch einer nutzt sogar eine Körperanalysewaage, die den Körperfettanteil anzeigen können will. Auf dem ersten Blick eine komfortable Möglichkeit, über die eigenen Fortschritte auf dem Laufenden zu bleiben.

Doch die Messung des Körperfettabbaus ist etwas komplizierter. Zunächst einmal heißt ein Gewichtsverlust nicht zwangsläufig auch Fettverlust. Viele Diätprogramme versprechen mehrere Kilogramm Fettabbau in wenigen Wochen. Manche Menschen glauben daran, weil auch in kurzen Zeiträumen tatsächlich ein *Gewichts*verlust in annähernd entsprechender Höhe möglich sein kann. Nur eben kein *Fett*verlust. Dass nämlich bei solchen Methoden in der Regel vorrangig Wasser ausgeschieden und Muskeln abgebaut werden, wird von den Urhebern gern verschwiegen. Wenn die Waage einen Gewichtsverlust anzeigt, heißt das also nicht zwangsläufig, dass du auch in entsprechender Menge Fett verbrannt hast. Gleichwohl bedeutet eine Stagnation auf der Waage nicht automatisch Stagnation beim Fettabbau. Denn gerade Trainingsanfänger können parallel zum Fettabbau Muskelmasse aufbauen. Mit zunehmender Erfahrung wird das immer schwieriger, weil Muskelaufbau am besten mit einem Kalorienüberschuss funktioniert, während Fettabbau zwingend ein Kaloriendefizit erfordert. Doch Trainingsanfänger haben noch viel Luft nach oben, sodass ein paralleler Muskelaufbau möglich und häufig auch Praxis ist. Vielleicht hast du die folgende Parole schon einmal gehört: „Muskeln wiegen mehr als Fett!"

Gemeint ist damit, dass Muskeln eine größere *Dichte* als Fett besitzen. Das heißt, Muskeln sind „kompakter". Ein Kilogramm Muskelmasse nimmt also deutlich weniger Raum ein als ein Kilogramm Fett. Das bedeutet, dass du im Spiegel nicht unbedingt einen nennenswerten Muskelaufbau erkennen musst und dennoch an Muskelgewicht zugelegt hast. Baust du parallel Körperfett ab, kann es sein, dass die Waage keinerlei Veränderungen deines Körpergewichts anzeigt, während du in Wirklichkeit Fett ab- und Muskeln aufgebaut hast.

Die Waage allein lässt also keine zuverlässige Aussage zu. Auch nicht, wenn sie über eine Körperanalysefunktion verfügt. Denn die handelsüblichen Körperfettwaagen sind gelinde gesagt ungenau. Eine präzise Körperfettwaage liegt preislich mindestens im vierstelligen Bereich, für professionelle Zwecke oft sogar darüber. Die Anzeige der handelsüblichen Körperfettwaagen stellt nur eine grobe Schätzung dar, auf die man nicht vertrauen sollte. Wir brauchen also einen umfassenderen Ansatz, um den Fettabbau vermessen zu können.

9.1.2 Der umfassende Maßstab

Anstatt dich nur auf das Spiegelbild oder auf die trügerische Waage zu konzentrieren, rate ich dir dazu, die vier nachfolgenden Fragen einzubeziehen, um eine zuverlässige Aussage hinsichtlich deiner Fettverbrennung treffen zu können:

- Zeichnet sich auf der Waage ein Gewichtsverlust ab?
- Bist du stärker geworden bzw. sind deine Trainingsgewichte gestiegen?
- Zeichnet sich im Spiegel ein Gewichtsverlust ab?
- Wie verändern sich deine Körpermaße?

Der Blick auf die Waage kann also durchaus ein erstes Indiz liefern. Wenn du trainierst, auf deine Ernährung achtest und auf der Waage ein Gewichtsverlust angezeigt wird, dann wirst du mit Sicherheit auch Körperfett abgebaut haben. Wenn nicht, heißt das aber wie bereits erklärt nicht zwangsläufig, dass kein Fett verbrannt wurde. Besonders wenn deine Trainingsgewichte gestiegen sind, kann das darauf hindeuten, dass du Muskeln aufgebaut hast und die Waage deshalb keinen Gewichtsverlust anzeigt. Deshalb ist es wichtig, den Blick auf die Waage mit der zweiten Frage zu kombinieren und somit deine Trainingsfortschritte in die Gleichung einzubeziehen.

Der Blick in den Spiegel kann hilfreich, aber auch trügerisch sein. Erkennst du einen deutlichen Fettverlust, dann ist die Welt natürlich vollkommen in Ordnung. Allerdings dauert der Fettabbau seine Zeit, sodass meist keine deutlich sichtbaren Ergebnisse vorliegen. Außerdem neigt eine ganze Reihe von Menschen dazu, sich selbst im Spiegel etwas verzerrt zu betrachten. Sie erkennen dann zum Beispiel störende Fettpolster, wo ein Außenstehender eine schöne, schlanke Figur sieht. Übrigens baut der Körper auch nicht am ganzen Körper gleichmäßig Fett ab. Bauch und Hüfte zählen zu den hartnäckigsten Fettpolstern. Die ersten Anzeichen eines Fettabbaus sind oftmals im Gesicht zu erkennen.

Das letzte und zugleich aussagekräftigste Mittel stellt die Registrierung der Körpermaße dar. Du erinnerst dich vielleicht, dass im Zuge des ersten Schrittes der Fettabbau-Ernährung, wo ein Ernährungstagebuch geführt werden sollte, auch die Körpermaße aufzunehmen waren. Damit hast du eine Referenz, die du mit aktuellen Werten vergleichen kannst. Ein für den Körperfettabbau besonders wichtiger Wert ist der *Hüftumfang*. Zeichnet sich hier ein Verlust ab, so kann dies unmittelbar auf den Fettabbau zurückgeführt werden. Doch auch hier gilt: Fett wird nicht gleichmäßig abgebaut. Es kann also sein, dass sich im Hüftbereich noch nicht viel tut, der Fettabbau aber bereits ins Rollen gekommen ist. Deshalb die wichtigste Regel: Geduld.

Um eine zuverlässige Aussage bezüglich der Fettverbrennung treffen zu können, müssen alle vier Bereiche einbezogen und der Sache zugleich ein wenig Zeit eingeräumt werden. Man wird nicht über Nacht messbar schlanker. Es bringt also nichts, jeden Tag in den Spiegel zu schauen und ständig auf die Waage zu steigen. Sei geduldig! Erst, wenn sich nach mehreren Wochen in keinem Teilbereich dieses Maßstabes Fortschritte abzeichnen, kannst du davon ausgehen, dass der Fettabbau stagniert. Erst dann macht die Suche nach der Ursache Sinn.

9.2 Was ist dein Antrieb?

Die Mentalität des Fettabbau-Systems dieses Buches unterscheidet sich grundlegend von der üblichen Herangehensweise. Der Ansatz steht und fällt mir der richtigen Einstellung und deshalb ist es für sein gelingen wichtig, diese hier vorgestellte Mentalität zu verinnerlichen. Wie du dich erinnerst, geht es darum, aus Überzeugung und Leidenschaft athletischer zu leben, regelmäßig zu trainieren und sich gesünder zu ernähren. Im Gegensatz dazu besteht die gewöhnliche Vorgehensweise darin, aus Unzufriedenheit mit dem eigenen Körper und der Sehnsucht nach einer schlanken Figur heraus zu handeln. Training und gesündere Ernährung sind in diesem Szenario nur „notwendige Übel", die Motivation gleicht meist einem Kartenhaus. Das Problem ist, dass diese Einstellung meist über einen langen Zeitraum hinweg verinnerlicht wurde, sodass es nicht leichtfällt, sie zu überwinden.

9.2.1 Anzeichen einer unvorteilhaften Mentalität

Deshalb ist es wichtig, immer wieder zu hinterfragen, was genau dein momentaner Antrieb ist. Warum trainierst du? Warum ernährst du dich gesünder? Warum bewegst du dich viel und achtest bewusst auf deine Regeneration? Besonders in Phasen der Demotivation ist es entscheidend, an dieser Stelle gründlich zu hinterfragen. Es gibt zwei ganz bedeutende Signalwörter, die dir zeigen, dass deine Mentalität noch von der konventionellen Einstellung zu Training und Ernährung geprägt ist:

„Ich *muss* heute trainieren gehen."

> *Musst* du oder *willst* du?

„Ich *darf* das nicht essen."

> *Darfst* du nicht oder *willst* du nicht?

Diese Fragen klingen trivial, aber das sind sie keineswegs. Denn auch wenn dir die „richtige" Antwort selbstverständlich in diesem Moment *bewusst* ist, heißt das noch lange nicht, dass sie auch dein Unterbewusstsein erreicht hat. Das geht nur, wenn du dich immer wieder mit diesen simplen Fragen bewusst auseinandersetzt.

Eng damit zusammen hängt die Versteifung auf Zielsetzungen. Ziele können nützliche Hilfen sein, um dem Handeln eine sinnvolle Richtung zu geben. Doch gerade im Fitnesssektor dienen Ziele zunehmend als Motivator. Zuweilen wird das sogar von manchen Coaches empfohlen.

Doch wenn du deine Motivation aus einem Ziel ziehst, erblindest du für den Prozess und läufst paradoxerweise Gefahr, dein Ziel aus den Augen zu verlieren. Das geschieht nämlich, wenn du eines Tages feststellst, dass du dich mit dem *Weg* zum Ziel nicht identifizieren kannst. Ich möchte dir dazu eine kleine Anekdote aus meinem eigenen Leben erzählen. In jungen Jahren verliebte ich mich in die Idee, ein Ingenieur zu werden. Mir gefiel der Gedanke, die Fähigkeiten und Kompetenzen eines Ingenieurs zu haben. So kam es, dass ich nach dem Abitur ein Elektrotechnik-Studium begann. Doch je länger ich studierte, desto klarer wurde mir, dass ich kein Interesse daran hatte, als Ingenieur zu arbeiten. Sicher, ich wollte die Fähigkeiten eines Ingenieurs haben, doch ich hatte keine Begeisterung für den Prozess, diese Fähigkeiten zu erlangen – oder sie im Rahmen des Aufgabenspektrums eines Ingenieurs tagtäglich anzuwenden. Es hat eine ganze Weile gedauert, diese Erkenntnis zu gewinnen. Die Versteifung auf das Ziel ließ mich für den Prozess erblinden und beinahe wäre ich auf einem Weg gestrandet, der meinen Leidenschaften nicht gerecht wurde.

Die Situation hinsichtlich der körperlichen Fitness ist ein klein wenig anders und doch lässt sich die wesentliche Erkenntnis übertragen. Wenn du dich fortwährend auf die bildliche Vorstellung deines Traumkörpers versteifst, deine Gedanken immer wieder darauf richtest, wie es wäre, fünf oder zehn Kilogramm Fett zu verlieren, dann wird dich der Prozess wenig begeistern, denn in Gedanken bist du ja schon im Ziel. Dich motiviert der Gedanke daran, einen schönen, schlanken Körper zu erlangen. Wie sollst du dann auf dem Weg dorthin, wenn du noch überschüssige Pfunde auf den Rippen hast, glücklich sein? Wie sollst du mit dem Prozess zufrieden sein, wenn dich einzig das Ziel begeistert? Wie sollst du leidenschaftlich trainieren, wenn sich deine Gedanken nur um das Resultat drehen? Du wirst stets nur im Blick haben, wie viel *Arbeit* du noch investieren musst, um dein Ziel zu erreichen. Wenn dir ein Typ aus einer Wunderlampe vorschlägt, dich sofort ans Ziel zu bringen, dir augenblicklich einen schlanken Körper zu verschaffen – würdest du *erleichtert* annehmen?

Ich bin mir sicher, du erkennst das Problem. Das Ziel ist kein Punkt. Ein schlanker Körper ist kein Punkt. Denn die Frage ist doch: Wie lange willst du den schlanken Körper haben? Die „Arbeit" ist nicht vorbei, wenn du einen schlanken Körper hast. Die „Arbeit" muss immer weitergehen, um den schlanken Körper auch zu erhalten. Wenn du dein Ziel erreicht hast und glaubst, endlich damit aufhören zu können, regelmäßig zu trainieren, dich gesund zu ernähren und viel zu bewegen, wird dein Körper wieder Fett aufbauen. Du wärst nicht der erste Mensch, für den haargenau dieses Szenario Realität wird. Tatsächlich ist das gängige Praxis. Wenn wir das Resultat verändern wollen, müssen wir einen anderen Ansatz wählen.

9.2.2 Geltungsdrang überwinden

Mit dem Titel dieses Buches geht das Versprechen eines Weges zu einem nachhaltig schlanken Körper einher und dafür ist die Mentalität entscheidend. Statt uns auf Ziele zu versteifen, sollten wir zunächst Leidenschaft und Überzeugung für den Prozess gewinnen. Darum drehen sich weite Teile dieses Buches. Erst auf dieser Grundlage macht der gezielte Fettabbau Sinn. Lasse dich auf deinem Weg nicht irritieren. Andere Menschen werden deine Bemühungen stets nur nach sichtbaren Veränderungen beurteilen. Doch von außen kann man die Veränderung der Mentalität nicht auf dem ersten Blick erkennen. Dass du einfach nur deshalb trainierst, weil es dir Spaß macht, wird kaum jemandem in den Sinn kommen. Genauso schwierig lassen sich Fortschritte hinsichtlich deiner Gesundheit und Fitness von außen erkennen. Du allein *spürst* die Auswirkungen deines athletischen Lebensstils. Du allein spürst, dass du im Alltag mehr Energie hast, seltener erkrankst, motivierter, ausgeglichener und zufriedener bist. Fortschritt erfolgt nicht immer im sichtbaren Bereich. Mache dich speziell in der Anfangszeit frei von dem Druck, anderen *zeigen* zu müssen, dass dein Lebensstil, das regelmäßige Training und die ausgewogene Ernährung „etwas bringen". Je befreiter du bist, desto leidenschaftlicher wirst du agieren können und desto schneller werden sich auch sichtbare Resultate abzeichnen. Ist das Leben nicht paradox?

9.3 Wie ausgeglichen ist dein Lebensstil?

Wir haben bereits ausführlich besprochen, dass ein bewegungsreicher Alltag in vielerlei Hinsicht wichtig für unsere Gesundheit, Fitness und auch Ästhetik ist. Für einen leistungsfähigen Bewegungsapparat und einen **nachhaltig** schlanken Körper ist ein aktiver Lebensstil eine entscheidende Voraussetzung. Gleichwohl wurde mehrfach erläutert, dass es langfristig auf eine gesunde Balance aus Aktivität und Regeneration ankommt – und genau an dieser Stelle hapert es oftmals.

9.3.1 Stress als Dickmacher

Stress gehört ohne jeden Zweifel zu den häufigsten Ursachen für Übergewicht. Diese Tatsache hatte ich trotz der Kenntnisse um die physiologischen Zusammenhänge selbst lange Zeit gar nicht so sehr im Blickpunk. Zumindest nicht solange, bis ich am eigenen Leibe erfahren durfte, wie der Fettabbau ins Stocken geraten und sogar eine gegensätzliche Entwicklung einsetzen kann, wenn sich die Lebensumstände überschlagen und der Stress massiv zunimmt.

Das kann daran liegen, dass du von Sorgen, Terminen oder auch Ängsten so zerfressen bist, dass Schlafqualität und/oder -quantität nachlassen. Oder dass du im Alltag dermaßen unter Zeitdruck stehst, dass dein Körper permanent in Alarmbereitschaft ist und einen dauerhaft erhöhten Cortisol-Spiegel hat. Ein hoher Cortisol-Spiegel führt zu einem niedrigen Testosteronspiegel. Potenz- und Energieprobleme ebenso wie eine stockende Fettverbrennung oder gar Fettaufbau können mögliche Folgen sein. Vielleicht führt der Stress auch dazu, dass du *weitestgehend unbewusst* ständig deine Muskeln anspannst, mit den Beinen wackelst und auch nur Augen oder Lippen zusammenkneifst. Bei mir zum Beispiel hat es eine ganze Weile gedauert, bis mir auffiel, dass ich während besonders stressiger Phasen dazu neige, die Schultern nach oben zu ziehen und anzuspannen. Vielleicht ein evolutionsbedingter Schutzmechanismus. Auf jeden Fall führte es mit der Zeit zu Blockaden und Verspannungen im Bereich der oberen Brust- sowie der Halswirbelsäule. Das wiederum verursachte wiederkehrende Schwindelgefühle.

Ein Übermaß an Stress kann die vielfältigsten Auswirkungen haben und nicht jeder Körper reagiert mit einer Gewichtszunahme oder Stagnation des Fettabbaus. Manche Menschen werden im Gegenteil dazu sogar schlanker. Auf ungesunde Weise natürlich, aber trotzdem ist auch das eine mögliche Reaktion auf zunehmenden Stress. Das kann zum Beispiel daran liegen, dass der Betroffene weniger Hunger verspürt, das Essen „vergisst" oder dass die Verdauung nicht mehr richtig funktioniert.

9.3.2 Destruktiven Stress reduzieren

Eine psychische Überlastung als Folge der Tatsache, dass Stress beim heutigen Lebensstil vor allem psychisch und weniger physisch auftritt, kann also die verrücktesten Auswirkungen auf unsere Gesundheit, Fitness und Ästhetik haben. Wenn der Fettabbau stagniert, solltest du daher unbedingt prüfen, ob du auch wirklich für ausreichend Entspannung und Regeneration sorgst. Überprüfe deinen gesamten Alltag. Was stresst dich am meisten? Was kannst du daran ändern? Sind die Lebensumstände schuld oder deine Perspektive dazu? Neigst du vielleicht zur Überreaktion? Könntest du deinen Stress reduzieren, wenn du wesentlich entspannter auf Nichtigkeiten reagierst? Was könntest du an deinen Lebensumständen ändern? Bist du ständig erreichbar? Liegt vielleicht ein Überkonsum von Medien vor, weil Handy, Fernseher oder Computer quasi im Dauerbetrieb laufen? Machst du dir möglicherweise selbst zu viel Druck im Job, im Sozialleben oder auch bei der Umsetzung des aktiven Lebensstils, dem regelmäßigen Training und der gesünderen Ernährung?

Überprüfe genau deinen Lebensstil und schaue nach, an welchen Stellen du destruktiven Stress reduzieren kannst. Ganz wichtig ist auch, dass du hinterfragst, ob du nicht möglicherweise hinsichtlich des Fettabbaus zu schnell zu viel wolltest, denn das kann mitunter sehr viel Stress erzeugen. Mangelnde Geduld ist ein generelles Problem bei der Entwicklung des Körpers. Wer beispielsweise jahrelang einen körperlich vorwiegend inaktiven Alltag hatte, kann nicht innerhalb weniger Tage oder Wochen das Sport- und Bewegungspensum eines erfahrenen, fitten Athleten bewältigen. Wenn ich von einem „bewegungs*reichen*" Alltag rede, dann ist das stets relativ gemeint. Relativ zum individuellen Entwicklungsstand deines Körpers. Schaue nicht, wie viel Sport oder Bewegung im Alltag andere Menschen absolvieren, sondern finde ein für deine Verhältnisse angemessenes Belastungsniveau. Lerne, dich selbst ehrlich einzuschätzen. Es gibt keine Deadline, es gibt keine Zwänge und auch keine Pflicht, irgendjemandem irgendetwas zu beweisen. Das ist kein Wettkampf!

Konkurrenz und Wettkampf sollen ja angeblich sehr positive Auswirkungen auf die eigene Entwicklung haben. Nun, unter bestimmten Umständen ist das durchaus der Fall. Ein ehrgeiziges Fußballmatch mit deinen Kumpels kann beispielsweise dazu führen, dass du – vielleicht ohne es bewusst zu bemerken – wesentlich mehr rennst, voll in der Aktivität aufgehst und dadurch reichlich Spaß hast. Aber hier geht es um einen generellen Lebensstil, um deinen gesamten Alltag und in diesem Szenario führen Konkurrenz und der permanente Vergleich mit anderen Menschen zumeist dazu, dass man es übertreibt und die Entwicklung versucht auf Kosten der

Gesundheit voranzutreiben. Ein kurzsichtiger Weg! Smarte Athleten versuchen zu Gunsten ihrer Gesundheit zu handeln, denn Gesundheit ist schließlich die Basis all unserer Bestrebungen. Gesundheitliche Probleme wirken sich langfristig immer negativ auf Fitness und Ästhetik aus. Letztlich gilt es zu erkennen, dass es hier ganz um dich geht. Kein Grund also für Eile, Druck und Zwänge. Befreie dich sowohl von der zuvor in Abschnitt 9.2 angesprochenen Abhängigkeit von der Meinung anderer Menschen als auch von dem eigenen Konkurrenzdenken und andauerndem Vergleichen. Gehe es locker an und schaue, was passiert.

9.4 Trainierst du mit der richtigen Einstellung?

Die grundlegenden Prinzipien erfolgreichen Fettabbau-Trainings kennst du bereits. Solange du diese anwendest und auf eine ausreichende Regeneration achtest, kann von trainingstheoretischer Seite nicht viel schiefgehen. Ich fasse noch einmal kurz die wesentlichen Punkte zusammen:

- Konzentriere dich auf die Grundübungen.
- Fordere in einem ausgewogenen Maße den gesamten Körper – vergiss vor allem nicht die Beine.
- Beziehe im Sinne der Nachhaltigkeit schwere Gewichte in dein Trainingsprogramm ein.
- Sorge für eine möglichst hohe Intensität beim Cardio, um einen möglichst hohen Nachbrenneffekt zu erzeugen.
- Achte gleichermaßen stets auf die Regeneration.
- Binde nach eigenem Ermessen neue Bewegungen oder Sportarten ein, um die Fettverbrennung durch adaptiven Stress weiter anzukurbeln.

Die größten Fehler beim Fettabbau-Training bestehen demnach darin, einen oder mehrere dieser Punkte *nicht* umzusetzen. Doch wenn du dich an die Pläne dieses Buches hältst oder zumindest dafür sorgst, diese Punkte bei deinem individuellen Training möglichst gewissenhaft umzusetzen, ist von trainings*theoretischer* Seite alles in Ordnung.

Zum erfolgreichen Training gehört allerdings neben den theoretischen Grundlagen stets auch der Wille. Der entscheidende Punkt ist hier die Einstellung, mit der du ins Training gehst.

9.4.1 Wie die Einstellung zum Training den Fettabbau beeinflusst

Das Training erfordert deine ganze Hingabe. Erst, wenn du mit deiner vollen Aufmerksamkeit bei der Sache bist, wirst du dein Leistungspotential abschöpfen können. Wir haben bereits ausführlich über den Faktor der Konzentration gesprochen, deshalb möchte ich an dieser Stelle vor allem die Verbindung zum Fettabbau hervorheben. Die Hingabe zum Training, die volle Konzentration auf das gegenwärtige Workout, beeinflusst den Fettabbau in zweierlei Hinsicht:

1. Du bist in der Lage, intensiver zu trainieren und dadurch einen größeren Nachbrenneffekt zu erzeugen.
2. Es entwickelt sich eine Leidenschaft, die durch gezielte Ernährung unterstützt und gefördert werden will, sodass du folgerichtig wesentlich motivierter sein wirst, deine Ernährung in den Griff zu bekommen.

Das heißt umgekehrt, wenn du nur „nebenbei" trainieren gehst und beim Training mehr mit dem Handy als der Hantel beschäftigt bist, dann wirst du einerseits weit unter deinen Möglichkeiten trainieren und andererseits nicht von den Synergieeffekten hinsichtlich der Ernährung profitieren. Die werden nämlich erst dann erzeugt, wenn du dir beim Training den Allerwertesten aufreißt und wirklich danach strebst, dich zu verbessern. Versteh mich nicht falsch, eine ausgewogene, gesunde Ernährung ist auch unabhängig vom Training wichtig. Doch es hat sich gezeigt, dass gerade diejenigen, die normalerweise große Probleme mit einer nachhaltigen Ernährungsumstellung haben, damit viel besser klarkommen, wenn erst ihr Trainingsehrgeiz richtig geweckt wurde.

Du siehst, die Einstellung beim Training selbst spielt eine wichtige Rolle für den Fettabbau, auch wenn sie auf dem ersten Blick nicht immer erkennbar ist. Wenn du sie verinnerlichst, sie beinahe oder vollkommen automatisiert anwendest und zugleich die theoretischen Grundlagen des smarten Fettabbau-Trainings berücksichtigst, kann eine trainingstechnische Ursache der Fettabbau-Stagnation ausgeschlossen werden.

9.5 Hast du deine Ernährung im Griff?

Die Ernährung ist für den Fettabbau eine wichtige Instanz. Ein schlechtes Ernährungsverhalten kann durch kein Training der Welt kompensiert werden. Bei oberflächlicher Betrachtung der Struktur dieses Buches könnte der Eindruck erweckt werden, dass die Ernährung der Unwichtigste aller vier großen Faktoren (Mentalität, Lebensstil, Training und Ernährung) ist. Doch ich bin mir sicher, du hast längst erkannt, dass die Aufteilung und Gewichtung dieser Faktoren vor allem dazu dienen, langfristig motiviert dranbleiben zu können. Denn klar ist, auf lange Sicht funktioniert der Fettabbau nicht ohne Ernährungsumstellung. **Umgekehrt ist die Ernährung mit Sicherheit einer der wichtigsten möglichen *direkten* Ursachen für eine Stagnation des Fettabbaus.** Daher sollten wir einen gründlichen Blick darauf werfen, welche ernährungstechnischen Gründe für die Stagnation besonders verbreitet sind.

9.5.1 Drastische Kalorienreduktion

Einer der häufigsten Fehler im Umgang mit einer Fettabbau-Ernährung besteht in der zu drastischen Kalorienreduktion. Wohin das führt, haben wir bereits besprochen: Der Körper steuert gegen, fährt seine Stoffwechselaktivitäten herunter und kann Muskelmasse abbauen. Deshalb sollten Kalorien langsam reduziert werden. Die Vorgehensweise kennst du bereits. Bleibt die Frage, woran du erkennen kannst, ob du zu schnell den Rotstift angesetzt hast.

Der Körper macht sich wie so oft bemerkbar, nur ist es leider nicht immer leicht, seine Signale zu interpretieren. Folgende *Veränderungen* können darauf hindeuten, dass die Kalorienreduktion zu schnell oder zu groß war:

- Du fühlst dich häufiger müde
- Dir fällt es manchmal schwer, dich zu konzentrieren
- Du fühlst zuweilen eine innere Unruhe
- Du hast gelegentlich Kopfschmerzen
- Deine Trainingsleistung stagniert oder sinkt
- Du fühlst dich im Alltag schlapp
- Deine Stimmung ist häufiger als normal bedrückt
- Du hast spürbar seltener Lust, etwas zu unternehmen
- Du fühlst dich häufiger angeschlagen, kränklich

Das sind einige der häufigsten Symptome, die mit einer zu großen Kalorienreduktion einhergehen *können*. Komplizierter wird die Angelegenheit dadurch, dass genau diese Symptome auch auftreten können, wenn du zu viel trainierst. Tatsächlich besteht eine sehr enge Wechselwirkung zwischen Kalorienzufuhr und Trainingspensum. Ein eigentlich normales Trainingspensum kann „zu viel" werden, wenn die Kalorien zu stark reduziert werden. Es ist manchmal schwer zu unterscheiden, ob nun zu viel Training oder zu wenig Kalorien das Problem sind. Gleichzeitig spielt natürlich auch der Lebensstil an dieser Stelle eine Rolle – siehe dazu Kapitel 9.3. Die enge Wechselwirkung der einzelnen Faktoren macht es uns manchmal nicht leicht, der Ursache des Problems auf den Grund zu gehen.

Doch dafür gibt es eine Lösung: Wende auf der Grundlage gründlich reflektierter Erfahrungen das Ausschlussprinzip an. Schaue zunächst, welchen Faktor du als letztes verändert hast. Wenn du in jüngster Vergangenheit die Kalorienzufuhr reduziert, Trainingspensum und Alltagsbewegung aber auf einem ungefähr konstanten Niveau gehalten hast, dann kannst du diese beiden als Ursache ausschließen und weißt, wo das Problem liegt. Es kann aber auch sein, dass du die Kalorien reduziert und gleichzeitig mehr trainiert hast. Dann liegt das Problem entweder bei der Kalorienzufuhr oder beim Trainingspensum oder bei beidem. An dieser Stelle kommt wieder die „Referenz" ins Spiel, die als erster Schritt mit dem Beginn der Fettabbau-Ernährung angefertigt werden sollte. Anhand dieser Referenz kannst du beurteilen, welche Ursache am ehesten infrage kommt. In der Praxis wirst du für gewöhnlich sehr treffsicher benennen können, welches Trainings- und alltägliches Bewegungspensum bei welcher Kalorienzufuhr für dich normal ist. Das Erstellen der Referenz schärft dein Bewusstsein dafür und spätestens von da an wirst du in der Lage sein, dich selbst gut einschätzen zu können.

9.5.2 Fehlendes Kaloriendefizit

Wenn es keine Anzeichen einer zu drastischen Kalorienreduktion gibt, kommt als ernährungstechnische Ursache für stagnierenden Fettabbau nur eine zu hohe Kalorienzufuhr infrage. Die absolute Grundvoraussetzung für den Fettabbau kennst du mittlerweile: Es braucht zwingend ein Kaloriendefizit. Das ist ganz logisch, denn sonst bräuchte sich der Körper ja nicht bei seinen eigenen Speichern bedienen.

Auch bei einer zu hohen Kalorienzufuhr spielt die angefertigte Referenz eine wichtige Rolle. Erstelle nochmals *eine Woche lang* eine genaue Übersicht mit den von dir verzehrten Lebensmitteln sowie den aufgenommenen Nährstoffen: Kalorien, Kohlenhydrate, Proteine und Fette. Der Nährwert eines jeden verzehrten Lebensmittels sollte festgehalten werden. Du hast nun eine genaue Übersicht darüber, was du aktuell verzehrst und was in etwa deinem normalen Bedarf entspricht. Diese beiden Werte gilt es miteinander zu vergleichen.

Nun kannst du abwägen, ob eine zu hohe Kalorienzufuhr die mögliche Ursache für den stagnierenden Fettabbau ist. Dazu gilt es dein aktuelles Trainingspensum einzubeziehen und mit dem Trainingspensum der erstellten Referenz zu vergleichen. Wenn beispielsweise dein Trainingspensum aktuell wesentlich höher ist, du aber ungefähr die gleiche Kalorienmenge aufnimmst, dann kannst du davon ausgehen, dich in einem Defizit zu befinden.

Stellst du jedoch durch den Vergleich von aktuellem Trainingspensum und gegenwärtiger Kalorienzufuhr mit der Referenz fest, dass wahrscheinlich kein Kaloriendefizit vorliegt, so gilt es die Kalorienzufuhr zu reduzieren. Dazu sind zwei Schritte angebracht.

Als erstes rate ich dir dazu, einen genauen und ehrlichen Blick auf die Wochenübersicht mit all den von dir verzehrten Lebensmitteln zu werfen. Nicht auf die Nährwerte, sondern auf die Lebensmittel. Genügen sie den Qualitätsansprüchen eines athletischen Lebensstils? Erfüllen sie die oberste Ernährungsregel: „Ernähre dich möglichst naturbelassen"? Es braucht auch hier keine Perfektion – Ausnahmen sind bekanntermaßen nicht das Problem. Doch es besteht immer die Möglichkeit, dass sich Süßigkeiten, Desserts oder Junk-Food ganz unbemerkt wieder in einer Menge auf den Speiseplan geschlichen haben, die dein individuelles Ernährungsgleichgewicht stört. Das kann schneller passieren, als man denkt. Besonders in stressigen Lebensphasen verlieren wir manchmal den Überblick und ehe man sich dessen gewahr wird, werden Ausnahmen zur Norm. In den meisten Fällen einer zu hohen Kalorienzufuhr ist nämlich genau das die gesuchte Ursache dafür.

Beim Einsparen von Kalorien gilt es demnach zunächst zu schauen, inwiefern Verbesserungspotential hinsichtlich der Lebensmittelqualität vorhanden ist. Solltest du in diesem Bereich jedoch keine Ursache ausfindig machen können, handelt es sich tatsächlich um eine simple Frage der Quantität. Beginne damit, Kalorien gemäß Kapitel 8.3 richtig zu ersetzen. Du erinnerst dich: Greife schrittweise verstärkt auf Gemüse und proteinreiche Lebensmittel anstelle kohlenhydrat- und fettreicher Produkte zurück. Reduziere die Kalorienzufuhr auf diese Weise in einem langsamen Tempo. Zunächst reicht es meist, die tägliche Kalorienzufuhr um rund 300 kcal zu reduzieren. Wenn sich nach 2-3 Wochen kein Fettabbau abzeichnet, kannst du die Kalorien abermals reduzieren – bis der Fettabbau wieder ins Rollen gekommen ist.

Wie du das feststellst? Nun, das führt uns zur Eingangsfrage zurück: „Stagnierst du überhaupt?"

Die Merkmale des Fettabbaus sind dir bereits bekannt und damit schließt sich auch der Kreis. Du wirst festgestellt haben, dass das Auffinden und Korrigieren der Ursachen für stagnierenden Fettabbau viel mit intuitiver Abwägung zu tun hat. Ich bin mir bewusst darüber, dass wann immer nach intuitiven Entscheidungen gefragt ist, viele Menschen dazu neigen, Angst vor eigenen Fehlern zu haben. Ewig nagt der Zweifel an uns. Bin ich wirklich auf dem richtigen Weg? Habe ich alles richtig umgesetzt? Habe ich nicht vielleicht doch etwas falsch gemacht? Ist das überhaupt der richtige Weg für mich? Wäre nicht ein genauer Plan mit exakten Vorgaben sinnvoller? Ich kenne die Sorgen und habe im Verlaufe dieses Buches immer wieder versucht, sie dir zu nehmen. Denn es gibt sehr gute Gründe dafür, intuitiv zu agieren, anstatt sich an starre Vorgaben zu halten.

9.5.3 Die Kontrolle übernehmen

Auf dem ersten Blick mag es nach einer einfachen Lösung klingen, einen Kalorienrechner zu benutzen und stur den Zahlen zu folgen. Doch kein Kalorienrechner der Welt, keine Ernährungsformel kann dir deinen genauen Bedarf verraten. Es sind grundsätzlich nur Näherungen. Der genaue Bedarf an Kalorien variiert gerade bei einem athletischen Lebensstil von Tag zu Tag. Ebenso kennt niemand eine „perfekte Nährstoffkombination". Es vergeht kaum ein Tag, an dem ich nicht Fragen wie diese erhalte: Wie viele Kohlenhydrate brauche ich, um Muskeln aufzubauen? Wie viele Eiweiße sollte ich genau zu mir nehmen, wenn ich abnehmen will?

Da gibt es keine genauen, unstrittigen Zahlen. Letztlich basieren Kalorienrechner, Nährstoffformeln und „exakte" Ernährungspläne auch nur auf Schätzungen. Anders gesagt: Solche Pläne sind in der Realität keineswegs exakt, sondern höchstens detailliert. Wo ist dann der Vorteil dieser geplanten Strukturen?

Zugegeben, zunächst scheint es verlockend, jedwede Verantwortung abzuschieben und das Denken in dieser Frage anderen zu überlassen. Doch diese Fremdsteuerung im Sinne von „Sag mir *genau* was ich tun soll und ich tue es" macht langfristig wohl kaum jemanden glücklich und kann zugleich auch nur im Falle einer dauerhaften, individuellen Betreuung wirklich funktionieren – ein realitätsfernes Szenario.

Davon abgesehen: Welcher Mensch ist schon bereit, immer wieder Lebensmittel abzuwiegen und Kalorien sowie Nährstoffe zu zählen? Vielleicht ein minimaler Bruchteil, der im professionellen Sektor tätig ist. Doch ansonsten habe ich noch niemanden kennengelernt, der diesen organisatorischen Aufwand der Realisierung eines detaillierten Ernährungsplanes tatsächlich langfristig auf sich nehmen würde. Für die allermeisten Menschen ist die Ernährung nur dann nachhaltig, wenn sie auf der Intuition beruht. Praktische Beweise findest du mit Sicherheit zur Genüge in deinem persönlichen Umfeld.

Wenn wir langfristig denken, werden theoretische Idealfallvorstellungen stets der Realisierbarkeit weichen müssen. Deshalb ist es wichtig, die Ernährung schon möglichst frühzeitig intuitiv gestalten zu lernen, anstatt sich dauerhaft den Kopf über die Einhaltung von Zahlenvorgaben zerbrechen zu müssen.

Vergessen wir auch nicht, dass hinter dem Fettabbau, hinter der athletischen Mentalität, dem Lebensstil, dem regelmäßigen Training und der gesünderen Ernährung mehr als nur der Körper steckt. Nicht zuletzt handelt es sich hierbei auch um einen Reifeprozess für den eigenen Charakter. Es ist nicht immer leicht, selbstständig zu handeln, denn dafür muss die alleinige Verantwortung über Erfolg und Misserfolg übernommen werden. Doch diese Fähigkeit, eigenverantwortlich handeln und entscheiden zu können, macht einen reifen, starken Charakter aus. Habe also keine Angst davor, selbstständig zu entscheiden, was zu tun ist. Natürlich ist es immer möglich, dass du dabei Fehler begehst. Fehler sind in jedem Szenario nahezu unvermeidbar. Doch wenn du den Mut aufbringst, eigenverantwortlich zu handeln, versetzt dich das in die Lage, die Ursachen selbstständig zu ergründen und somit aus deinen Fehlern zu lernen. Eine effektivere Möglichkeit zur Weiterentwicklung gibt es gar nicht. Auf diese Weise wird dein Verständnis für deinen Körper, die Beherrschung deines Körpers, die Interpretation seiner Signale und letztlich die Fähigkeit, intuitiv auf Probleme, Stagnation oder allgemein unbekannte Situationen reagieren zu können, weiterentwickelt. Ein wahrhaft nachhaltiger Weg, denn diese Weiterentwicklung geht einher mit einer massiven Stärkung des Selbstvertrauens. Ich kann dir versprechen: Am Ende des Tages, wenn du zurückblickst, die vielen Widerstände siehst und weißt, dass du allein es geschafft hast, sie zu überwinden und dir einen schlanken, fitten, gesunden Körper zu erarbeiten, wirst du zurecht verdammt stolz auf dich sein.

10 Wie willst du leben und altern?

Du hast im Verlaufe dieses Buches wesentliche Methoden zum Fettabbau kennengelernt und vielleicht auch schon einige davon angewendet. Ohne Zweifel ist die Methodik für die Praxis wichtig, doch entscheidend für den Erfolg ist zunächst nicht die Wahl der Methodik, sondern der umfassende, unkonventionelle Ansatz, mit dem wir an den Prozess des Schlankwerdens und -bleibens herangetreten sind. Erlaube mir, ein letztes Mal die wesentlichen Aspekte dieses Ansatzes im Sinne der Übersichtlichkeit ganz kurz zu wiederholen.

1. Alles steht und fällt mir der Mentalität. Wir brauchen eine nachhaltige Motivationsquelle, um nachhaltig schlank zu werden. Statt direkt gezielt auf den Fettabbau hinzuarbeiten, gilt es deshalb zunächst unabhängig vom Fettabbau die Leidenschaft für Bewegung zu wecken und mittels Erfahrung die Überzeugung zu gewinnen, hinsichtlich Lebensstil, Training und Ernährung das Richtige für die eigene Gesundheit, Fitness und Ästhetik zu tun.

2. Eine neue Mentalität etabliert sich nicht vom Denken allein, sie muss gelebt werden. Speziell in der Anfangszeit sollte deshalb der Lebensstil die höchste Priorität haben. Der Körper ist das Produkt unseres Lebensstils, denn grundsätzlich adaptiert er immer an die Lebensumstände. Ändere die Lebensumstände und du veränderst deinen Körper bzw. seine Zusammensetzung.

3. Der menschliche Körper ist für ein bewegungsreiches Leben ausgelegt, sodass Bewegungsapparat, Herz-Kreislauf-System, Nervensysteme und auch die Organe langfristig nur dann einwandfrei funktionieren, wenn wir einen entsprechenden körperlich aktiven Lebensstil führen. Die alltägliche Bewegung bringt deinen Körper in Schuss und sorgt auf diese Weise dafür, dass dir Bewegung wieder Spaß macht, wie es für einen Menschen der natürliche Zustand ist.

4. Sobald die Bewegungslust geweckt wurde, du spürbar mehr Energie hast und dich gesünder fühlst, bekommst du ganz von selbst Lust darauf, noch mehr für deine Gesundheit und Fitness zu tun. Auf diese Weise erwächst aus einem aktiven Lebensstil die Motivation, regelmäßig zu trainieren und sich gesünder zu ernähren.

5. Gleichwohl gehört zu einem athletischen Lebensstil neben der bewegungsreichen Komponente stets auch die andere Seite der Medaille, nämlich Ruhe und Regeneration. Lerne abzuschalten, Körper und Geist zu entspannen und die Stille zu genießen. Sorge dafür, genügend Zeit für dich zu haben und mache dich in diesen Zeiträumen frei von Terminen und Verpflichtungen. Ein Übermaß an Stress gehört für manche Menschen zu den gefährlichsten Dickmachern.

6. Kombiniere Kraft- und Ausdauertraining, um Gesundheit und Fitness zu fördern sowie die ideale Grundlage für den Fettabbau zu erschaffen. Aus regelmäßigem, konzentriertem Training erwächst die Leidenschaft dafür, den Körper weiterzuentwickeln, stär-

ker, ausdauernder, geschmeidiger, explosiver und robuster zu werden. Diese Leidenschaft wiederum erhöht die Motivation dafür, die Ernährung zu optimieren, um noch mehr für die körperliche Fitness und Gesundheit zu tun und dadurch auch im Training bessere Leistungen erbringen sowie größere Fortschritte erzielen zu können.

7. Mit der Ernährung schließt sich der Kreis und das System wird komplett. Eine langfristige, nachhaltige Ernährungsumstellung schafft beste Bedingungen für den Fettabbau. Erst auf dieser soliden Grundlage aufbauend sollte die Ernährung auf den gezielten Fettabbau (inkl. gezielter Kalorienreduktion) umgestellt werden.

Selbstverständlich stecken in dem System noch wesentlich mehr Aspekte, doch ich wollte an dieser Stelle einmal für dich klar, deutlich und vor allem in einem Rutsch den grundlegenden Ansatz wiedergeben, damit der Unterschied zur konventionellen Vorgehensweise eindeutig ersichtlich ist. Denn normalerweise werden nur die letzten beiden Schritte unternommen, um einen schlanken Körper zu erreichen. In vielen Fällen gelingt das jedoch nicht und selbst wenn es doch klappt, so ist dies zumeist nur von kurzer Dauer. Denn ohne angepasster Mentalität und konsistentem Lebensstil steht das Gerüst auf einem wackeligen Fundament. Es gibt Menschen, die auch auf diesem Wege nachhaltige Erfolge erzielen können. Doch das geschieht nur, weil sich bewusst oder unbewusst parallel zur Trainings- und Ernährungsumstellung genau der beschriebene Mentalitätswechsel vollzieht. Diese Athleten entdecken „unterwegs" ihre Leidenschaft für den Sport, ihre Leidenschaft für Bewegung und gewinnen aus den gesammelten Erfahrungen die Überzeugung, für ihren Körper, für ihre Fitness und Gesundheit das Richtige zu tun. Doch das sind Ausnahmen. Die Regel sieht anders aus: Entweder man ist nicht in der Lage, die nötige Disziplin aufzubringen, es überhaupt zum schlanken Körper zu schaffen. Oder man schafft es zwar zum schlanken Körper, verliert dann jedoch die Motivation, weil das Ziel erreicht und der Weg nie wirklich geschätzt, seine Bedeutung nicht verinnerlicht wurde.

Diese Erfahrung haben zumindest schon sehr viele Menschen machen müssen und für genau diese Menschen wurde der *Nachhaltig Schlank* Ansatz des Körperfettabbaus entwickelt. Ich hoffe, du konntest dich in diesem Buch wiederfinden und dadurch in Erfahrung bringen, warum bisherige Versuche des nachhaltigen Fettabbaus gescheitert sind. Mit diesem Buch hast du eine alternative Herangehensweise in der Hand, wenn du mit dem konventionellen Weg bisher nicht zufrieden warst. Denn so viel ist klar: Wenn der Ansatz für dich nicht passt, dann bringt ein Wechsel der Methoden dich nicht weiter. Es braucht einen neuen Blickwinkel und ich bin mir sicher, du hast mittlerweile erkannt, was wir eigentlich tun: Wir arbeiten **von innen nach außen**, bauen die Ästhetik auf einem stabilen Fundament aus Gesundheit und Fitness, statt nur den *Anschein* eines fitten, gesunden Körpers zu erwecken. Denn das wäre nichts als eine Maske und je länger wir mit einer Maske durch das Leben gehen, desto geringer wird unser Selbstvertrauen. Eine Maske kann nie gänzlich darüber hinwegtäuschen, wer oder was wir wirklich sind. Statt an einer Illusion zu arbeiten, sollten wir daher lieber konsistent werden und uns einen Körper erarbeiten, der seine äußere Schönheit mit innerer Stärke, Stabilität und Würde erfüllt. Wir wollen glänzen – auch hinter der Fassade.

Der schlanke Körper ist also trotz des Buchtitels gar nicht das primäre Ziel dieses Ansatzes, sondern vielmehr ein unumgänglicher Nebeneffekt, wenn wir nämlich leidenschaftlich und überzeugt genau das tun, was für einen schlanken Körper notwendig ist: Bewegung, Training, Ernährungsumstellung. Indem wir das Leben eines Athleten führen, an unserer Fitness und Gesundheit arbeiten, optimieren wir gleichzeitig ganz von selbst auch die Ästhetik. Die finalen, gezielteren Schritte zum Fettabbau sind dann ein Leichtes, denn sie stehen auf einem soliden, nachhaltigen Fundament. In letzter Instanz ist das Sixpack, der ersehnte schlanke Körper, nichts anderes als ein Symbol für einen vitalen Lebensstil. Für den Lebensstil eines Athleten.

Von jetzt an entscheidend ist, dass du den Allerwertesten hochbekommst und endlich beginnst, konsistent entsprechend deiner Überzeugungen zu handeln. Schritt für Schritt, geduldig und nachhaltig. Machen wir uns nichts vor: Dieser Weg ist sicher nicht „leicht". Das soll er auch gar nicht sein, denn wann immer wir einen leichten, einen bequemen Weg wählen, entfernen wir uns von den Prinzipien eines athletischen Lebensstils. Der beste Freund des Athleten ist der Widerstand. Nur mit Widerständen können wir uns weiterentwickeln.

Der athletische Weg ist gespickt mit konstruktiven Widerständen und auch wenn der Ansatz von Praktikabilität und Nachhaltigkeit geprägt ist, wirst du höchstwahrscheinlich Rückschläge erleiden. Vor allem in der Anfangszeit werden sich alte Gewohnheiten auf raffinierte Weise bemerkbar machen, dich mit allerlei verwirrenden Emotionen konfrontieren und Zweifel in dir wecken. Trotzdem weiterzumachen, kluge, nachhaltige Entscheidungen zu treffen und auf dem Weg des Widerstandes zu verweilen, ist die wohl größte Herausforderung dieses Prozesses.

In solchen Situationen empfehle ich dir stets zu bedenken, worum es auf diesem Weg eigentlich geht, was genau auf dem Spiel steht. Wir haben uns in diesem Buch dem schlanken, fitten, gesunden Körper als Nebenprodukt eines in jeder Hinsicht athletischen Lebensstils genähert und deshalb frage ich dich nun ganz direkt: Wie willst du leben?

Willst du den Großteil deiner Lebenszeit mit dem Lösen von Problemen und ausuferndem Konsum verbringen? Dich von Tiefkühlpizza und Schokolade ernähren, jeden Abend in krummer Haltung auf der Couch den neuesten Trash im TV verfolgen? Soll mit zunehmendem Alter die einzige Abwechslung der nächste Arztbesuch mit einer neuen gesundheitlichen Beschwerde sein? Oder willst du der Passivität eine Absage erteilen und die Initiative ergreifen? Das gewaltige Potential deines Körpers entfesseln, die Vielseitigkeit des Bewegungsapparates benutzen und Bewegung in dein Leben bringen?

Das ist eine grundsätzliche Überlegung, die du dir nach Möglichkeit immer wieder bewusstmachen solltest. Besonders dann, wenn du zunehmend aus Trägheit handelst und deinem inneren Schweinehund zu erliegen beginnst. Es wird immer vermeintlich gute Gründe geben, *nicht* aktiv zu werden. Jeder Mensch ist von Natur aus sehr raffiniert darin, sich selbst die glaubhaftesten Ausreden zurechtzulegen. Doch sind wir mal ehrlich: Ist es nicht verrückt, dass diejenigen, die vorgeben, keine Zeit für regelmäßiges Training und einen bewegungsreichen Alltag zu haben, meistens trotzdem genau wissen, was gestern Abend im Fernsehen lief?

Manche Menschen reden sich auch ein, „von Natur aus keine Sportskanonen" zu sein und rechtfertigen ihre Trägheit damit, dass ja jeder Mensch anders sei. Doch ich bin fest davon überzeugt, dass die Lust auf Bewegung tief in unseren Genen verankert ist. Bewegung ist für die Entwicklung und Gesundheit von Körper und Gehirn von fundamentaler Bedeutung, fast wie die Aufnahme von Nahrung und Sauerstoff. Bewegung heißt Freiheit! Ein absolutes Grundbedürfnis aller Menschen.

Wenn du das nicht glaubst, möchte ich dich darum bitten, dir genau auszumalen, wie es wäre, wenn du dich nicht mehr bewegen könntest. Denn so viel ist klar: An einen Rollator, Rollstuhl oder sogar ans Bett gefesselt zu sein, ist keine Fiktion, sondern in vielen Fällen schlichte Realität. Manchmal durch einen Unfall, doch meistens bedingt durch die Vernachlässigung des Körpers. Natürlich lässt sich das Altern nicht aufhalten, doch auf jeden Fall bremsen und es gibt viele inspirierende Beispiele für Menschen, die auch im hohen Alter noch fit sind und aktiv sein können. Nehmen wir die Ikone des Bodybuildings: Arnold Schwarzenegger. Der Mann ist mittlerweile fast 70 Jahre alt und wahrscheinlich noch immer stärker als die meisten Menschen in ihren 20ern.

Wie möchtest du altern? Wenn du wirklich glaubst, Bewegung wäre dir nicht wichtig, du hättest keine Zeit oder Lust darauf und Sport wäre ohnehin Mord, dann stell dir vor, wie es wäre, zu alldem nicht mehr in der Lage zu sein. Wenn du nicht präventiv aktiv wirst, dann mag dieser Tag schneller kommen als du denkst. Der eigene Aktionsradius wird immer kleiner werden, bis schlussendlich nicht mal mehr das Haus verlassen werden kann. Wie würdest du dich dann fühlen? Hand aufs Herz: Du würdest, denke ich, tiefe Reue empfinden, nicht aktiver gelebt zu haben. Ich für meinen Teil will auch im hohen Alter noch allein von meinen Beinen getragen werden, ein möglichst breites Bewegungsspektrum abrufen, Einkaufstüten und Getränkekisten tragen, wandern, mit dem Fahrrad fahren und ohne die Chemiekeule zu schwingen liegend stehen können. Das ist Unabhängigkeit. Das ist Freiheit. Wie willst *du* leben und altern?